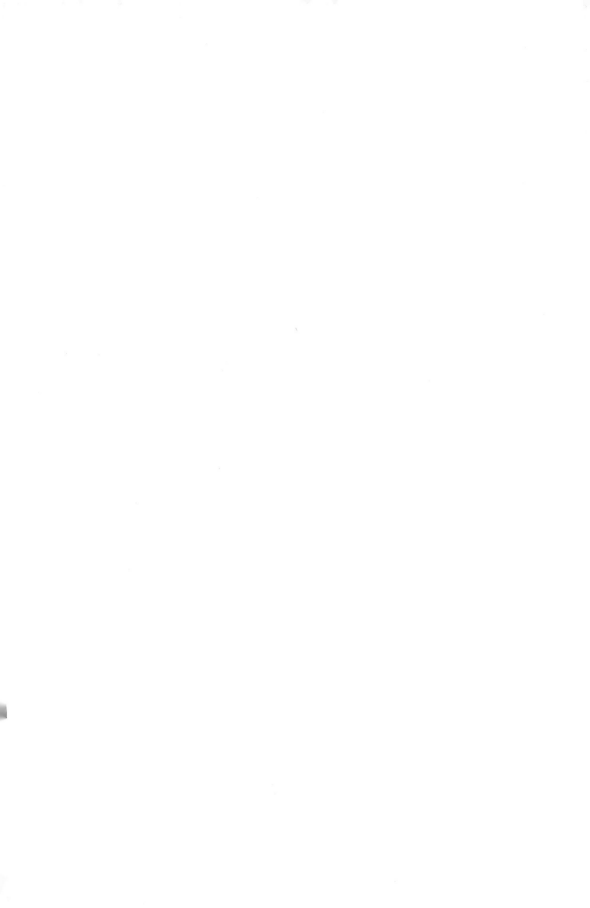

逆转糖尿病

北京大学人民医院

纪立农◎主编

天津出版传媒集团

天津科学技术出版社

图书在版编目（CIP）数据

逆转糖尿病 / 纪立农主编 . —— 天津 : 天津科学技术出版社，2024.3

ISBN 978-7-5742-1941-0

Ⅰ . ①逆… Ⅱ . ①纪… Ⅲ . ①糖尿病－诊疗 Ⅳ . ① R587.1

中国国家版本馆 CIP 数据核字（2024）第 068546 号

逆转糖尿病

NIZHUAN TANGNIAOBING

责任编辑：马妍吉

出　　版：天津出版传媒集团
　　　　　天津科学技术出版社

地　　址：天津市西康路 35 号

邮　　编：300051

电　　话：（022）23332695

网　　址：www.tjkjcbs.com.cn

发　　行：新华书店经销

印　　刷：北京雅图新世纪印刷科技有限公司

开本 787×1092　1/16　印张 13.5　字数 150 000

2024 年 3 月第 1 版第 1 次印刷

定价：49.80 元

主　编

纪立农　北京大学人民医院

副主编

蔡晓凌　北京大学人民医院

罗樱樱　北京大学人民医院

任　倩　北京大学人民医院

林　矗　北京大学人民医院

王相清　北京大学人民医院

杨文嘉　北京大学人民医院

吕　芳　北京大学人民医院

李少波　三诺糖尿病公益基金会发起人

序一

随着医学的发展，人们对糖尿病的认识已经历经数个阶段。从最初的发病"三重奏"（胰岛素分泌受损、肝糖输出增加、外周组织葡萄糖摄取减少），到发病"四重奏"（"三重奏"加上脂代谢紊乱），再到发病"八重奏"（"四重奏"加上肠促胰岛素效应减弱、基础胰高血糖素水平升高、肾脏对葡萄糖的调节失调及神经递质功能紊乱），人们发现 2 型糖尿病是一种由多种因素导致的极其复杂的高异质性疾病。

针对 2 型糖尿病的不同病理生理机制，科学家研发了针对不同靶点的糖尿病治疗药物。如今，距离胰岛素的发现已经超过了百年，双胍类和磺脲类药物也已有半个多世纪的历史。进入 21 世纪以来，以胰高血糖素样肽 -1 受体激动剂和钠 - 葡萄糖共转运蛋白 2 抑制剂为代表的新型降糖药物逐步被应用于临床，其心血管及肾脏获益在多项大型结局研究中得到实证，成功地改写了临床指南，打开了糖尿病药物治疗的全新格局。与此同时，兼顾降糖、减重、降压疗效的药物，低血糖风险小的药物，使用频率简化至每周一次的药物，都逐渐出现在了糖尿病的药物治疗领域，为不同治疗需求的糖尿病患者提供了个性化的选择。这些药物以其优越的降糖效果、可忽略的低血糖风险及良好的治疗依从性使得实现血糖正常化的目标成为可能。

糖尿病治疗药物的不断革新，也推动了糖尿病管理策略的演变。从最初的以降糖为首要目标的强化降糖管理策略，逐步历经个体化治疗、多因素治疗阶段，发展至今，形成了全方位、多因素、个性化、精准化、以改善临床结局为终极控制目标的治疗策略。在不断的临床实践过程中，糖尿病管理者们综合管理糖尿病的意识日益增强，改善糖尿病患者远期预后的能力也在逐步提高。

从糖尿病的筛查与知晓情况的发展来看，以前的糖尿病患者大多数都等到出现明显的"三多一少"症状，或是出现了胰岛 β 细胞功能衰竭，甚至是出现严重糖尿病并发症的时候才前来就医，因此延误了糖尿病治疗的最佳时机。今时不同往日，随着糖尿病筛查的普及，人们对糖尿病知晓程度的提高，现今的糖尿病发现相对较早，诊断时患者的胰岛功能相对好，并发症相对少，糖尿病"真"病程相对短，糖尿病治疗干预的时间窗前移，使得糖尿病逆转成为可能。

随着 2 型糖尿病疾病谱的改变及循证医学证据的不断积累，我们对 2 型糖尿病的认识也在不断更新。高质量的临床研究显示，在特定的条件下，无论是生活方式、药物治疗，还是代谢手术干预，只要改善了血糖升高的病理生理机制，均可以延缓患者从糖尿病前期发展为糖尿病，或是使已经发生的高血糖逆转并停留在正常水平，即 2 型糖尿病的逆转。

如今，我们终于有能力、有勇气、有证据地说，糖尿病是可以逆转的，而这本《逆转糖尿病》将为广大"糖友"（代指糖尿病患者朋友们）的逆转糖尿病之旅吹响启程的号角。

《中国糖尿病杂志》创始人、中华医学会糖尿病学分会主要创始人

钱荣立

2023年1月18日

序二

治愈糖尿病的梦想在人类抗击糖尿病的历史长河中如启明星一般闪光耀眼，从未熄灭，激励着无数科学家在攻坚的道路上前赴后继。1922年，胰岛素的发现者班廷（Banting）和贝斯特（Best）两位医生为一位名叫伦纳德·汤普森（Leonard Thompson）的糖尿病小男孩注射了牛的胰腺提取物，随后观察到了其血糖和尿糖的下降，从此开启了现代糖尿病药物研发和转化医学的新纪元。百年更替，万象更新，如今的我们不仅拥有胰岛素这一种应对糖尿病的武器，以胰高血糖素样肽-1受体激动剂和钠-葡萄糖共转运蛋白2抑制剂为代表的新型降糖药物异军突起，源源不断的临床研究证据和实际临床应用经验不断地推动着糖尿病治疗理念和策略的革新。我们告别了以降糖为单一目标的管理模式，宣告了"心-肾-代谢"全方位预后综合管理时代的到来。

在追求全面改善糖尿病患者预后的征程中，我们并没有忘却逆转糖尿病的初心，在一次又一次改革浪潮的荡涤下，这一目标显得愈发清晰。长期以来，2型糖尿病一直被认为是一种以高血糖为特征的慢性、进展性疾病，需要长期的降糖药物治疗，我们谈"管理""控制"2型糖尿病，但去"逆转""治愈"2型糖尿病，我们似乎一直缺少了点儿底气。如今，随着研究的不断深入，我们对2型糖尿病的认识也发生了巨大的变化。由英国的罗伊·泰勒（Roy Taylor）教授主导的DiRECT（Diabetes Remission Clinical Trial，糖尿病缓解临床试验）研究显示，对于病程较短的肥胖2型糖尿病患者，如果可以将体重减轻10%~15%，其大部分人可以实现糖尿病的逆转。事实上，早在 20 多年前，我们通过使用短期胰岛素强化治疗发现，一些新诊断的 2 型糖尿病患者在一定时间内不使用任何降糖药物，也能将血糖维持在正常范围内，而严格控制饮食和定期运动的患者能够长时间保持这种糖尿病逆转状态。我们逐渐认识到，无论是生活方式干预，还是降糖药物，抑或是减重手术，只要能实现有效降低血糖水平，改善胰岛素抵抗，恢复胰岛功能，就有可能实现糖尿病的逆转。基于此，国内的糖尿病专家在审视了丰富的理论基础和临床证据后，共同发布了《缓解 2 型糖尿病中国专家共识》，助力逆转糖尿病在我国从抽象概念转化为临床实践。

　　然而，逆转糖尿病绝对不是仅凭临床医生一己之力就能实现的宏大理想。"糖友"对逆转糖尿病概念的科学解读、对糖尿病知识的正确掌握，以及在糖尿病管理过程中充分调动主观能动性，对最终达成逆转糖尿病的目标至关重要。2022 年世界糖尿病日的主题是"教育保护明天"，这也很好地呼应了我们编写这本书的初衷。我们希望能够通过深入浅出的讲解，让中国广大的"糖友"能接触到全世界前沿的糖尿病管理理念，通过生动有趣且干货满满的知识交互形式，完成逆转糖尿病患者教育的关键一步。

　　通过阅读这本书，我们希望广大"糖友"认识到逆转糖尿病是可以在临床实践中实现的，逆转糖尿病是需要通过科学的方法来实现的。逆转糖尿病，可望亦可及，让我们共同携手书写中国糖尿病防治的新篇章。

北京大学人民医院内分泌科主任、北京大学糖尿病中心主任

2023年1月18日

序三

给"糖友"的一封信

共享知识与健康

科学评估　精准管理　实现糖尿病逆转

糖尿病危害大。随着经济的发展、生活方式的改变，我国已经成为一个糖尿病大国。除了年长"糖友"，中年甚至青年的糖尿病发病亦愈发多见。"糖友""戴"上糖尿病帽子后，常常因糖尿病是终身疾病的说法，引发内心巨大的困惑，担心药吃得不对、饮食不合适、运动不恰当，从而影响心情，进而影响生活质量。

患上 2 型糖尿病，就需要一辈子用药，并且不可避免地发生并发症吗？长期以来，大众一直认为糖尿病是一种终身性疾病，需要一直用药。但近年来，很多肥胖的和新确诊的 2 型糖尿病患者，在经过体重控制或短期强化管理后，停止了药物和胰岛素治疗，血糖依然控制良好。这种现象得到了国内外学术界的众多专家的认可，学术界把这一现象称为"糖尿病缓解"，或称为"糖尿病逆转"。

北京大学人民医院内分泌科主任、北京大学糖尿病中心主任纪立农教授，牵头组织医学界专家团队一起制定了《缓解 2 型糖尿病中国专家共识》（以下简称"共识"）。纪教授希望"共识"的出台，能在 5 年内惠及国内至少 10万~20 万新诊断的肥胖型 2 型糖尿病患者，实现糖尿病逆转，让他们终身获益，让他们的家庭和整个社会受益。

近 20 年来，三诺秉承"每测一次都是爱"的理念，推动了血糖仪的普及，促进"糖友"血糖监测的规范化。但仅仅监测血糖是不够的，更重要的是了解测血糖的重要性。在纪立农教授的指导下，三诺组建了糖尿病健康管理团队。团队成员学习并实践北京大学人民医院内分泌科团队的课程和经验，建立了慢病"五师共管"模式：专科医生负责明确诊断与治疗、管理方案制定；健康管理师、营养师、运动师及心理咨询师在医师的指导下与"糖友"一起执行好方案。三诺每年为超过 20 万的"糖友"，结合血糖监测，科学地进行药物、饮食、运动和心理的调整，控制并发症的发生。对于经过"ABCD"，即自身免疫抗体（Antibody）、体质指数（BMI）、C 肽和并发症评估（Complication review）、病程（Duration）的科学评估，确定可以实现糖尿病逆转的"糖友"，三诺进行精准管理，帮助他们实现糖尿病逆转。

与您共享知识与健康，是三诺一直努力的方向。三诺糖尿病公益基金会的使命是"通过教育和创新，帮助糖尿病患者快乐健康生活"。特邀北京大学人民医院内分泌科纪立农教授团队成员任倩、林矗、蔡晓凌、王相清、杨文嘉、罗樱樱、吕芳等将近年来对于糖尿病逆转的相关专业知识和实践，经过系统整理编辑出版此书，目的是让更多的"糖友"能正确认识糖尿病逆转的相关知识，掌握科学的缓解糖尿病的方法，克服恐惧，实现糖尿病逆转。

糖尿病不可怕，可怕的是我们不知道、不行动、不科学的行为。

科学评估，精准管理，调整生活方式，实现糖尿病逆转。

爱自己，爱家人，爱他人，为爱而诺。

三诺糖尿病公益基金会发起人

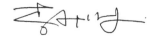

2023 年 3 月 1 日

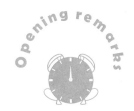

开篇语

当你打开这本书时，你一定心情复杂，但又满怀希望，渴求逆转。首先，请相信自己拥有改变的能力，并且相信自己能够坚持下去，只有这样，你在合上这本书的时候，才可能成为下文队伍中的一员。

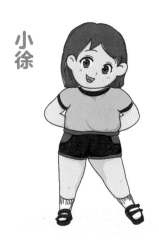

小徐

案例一　**小徐（确诊2型糖尿病）**

基本情况： 19 岁体型肥胖女生。2018 年发现血糖高（空腹血糖 9.1mmol/L，糖化血红蛋白 8.4%），当时身高 160cm，体重 83kg，BMI（身体质量指数，简称体质指数）31.25kg/m^2。

药物干预： 二甲双胍，利拉鲁肽。

生活干预： 控糖饮食，减重。

治疗结果： 停药半年后，空腹血糖 5 ~ 6mmol/L，糖化血红蛋白 5.7%，血糖达标。

案例二　**小汤（考虑2型糖尿病）**

基本情况： 22 岁小帅哥。生活方式不良（常喝饮料，喜食油炸食物），2017 年入院时，空腹血糖 12.1mmol/L，糖化血红蛋白 15.2%，BMI 23.75kg/m^2。

药物干预： 甘精胰岛素，二甲双胍。

生活干预： 控糖饮食，加强运动。

治疗结果： 出院 1 年后，通过饮食和运动控制血糖，监测空腹血糖 6mmol/L 左右，糖化血红蛋白 5.8%，血糖达标。

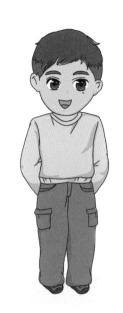

小汤

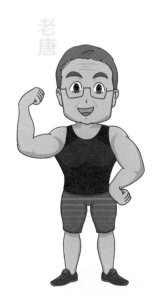

案例三 **老唐（2型糖尿病前期）**

基本情况： 62岁体健大叔。经监测发现血糖升高已有2周有余，于2019年就诊，体检时空腹血糖8.4mmol/L，糖化血红蛋白7.5%，BMI 25.63kg/m²。

药物干预： 无。

生活干预： 控糖饮食和健身（举杠铃、哑铃，骑动感单车，等等），参加慢跑、爬山等活动。

治疗结果： 最近1年,糖化血红蛋白波动在5.9%~6.3%，血糖达标。

案例四 **小何（2型糖尿病诊断明确）**

基本情况： 26岁体型肥胖女生。身高164cm，体重116kg，BMI 43.13kg/m²。2019年就诊时，空腹血糖10.2mmol/L，空腹胰岛素28μU/ml，糖化血红蛋白9.6%。

手术干预： 先后用过二甲双胍、艾塞那肽、卡格列净、格列美脲、利拉鲁肽、度拉糖肽等药物，控糖减重效果不理想，于是采用代谢手术治疗。

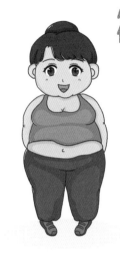

生活干预： 术后严格低热量饮食，并限制饮食量。

治疗结果： 术后1年半，体重降到62kg，监测糖化血红蛋白5.6%，血糖达标。

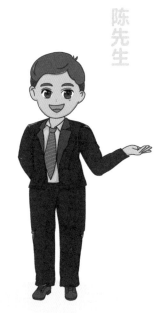

陈先生

案例五 陈先生（考虑2型糖尿病）

基本情况： 生活作息不规律的 42 岁职场经理人，因"发现血糖升高 3 年"就诊，间断服用过二甲双胍进行降糖治疗，但服药不规律，爱吃零食。糖化血红蛋白 10.2%，尿酮体 1+。

药物干预： 拒绝注射胰岛素及使用其他药物，仅接受二甲双胍和西格列汀降糖治疗。

生活干预： 戒掉零食和甜食，严格控制饮食；加强运动，坚持每周游泳 2 次，每天快步走 2 万步以上。

治疗结果： 出院 3 个月后，糖化血红蛋白 6.2mmol/L。停用了西格列汀，血糖仍达标。又尝试停用二甲双胍，5 个月后复查时糖化血红蛋白 6.0%，血糖达标。

　　不同性别、职业、年龄段的他们，是近年不断扩大的实现逆转糖尿病队伍中的 5 个代表性个案。看似普通却不普通、不是"权威"却胜似"权威"的他们，才是本书的真正作者。他们不断验证着诊疗方案的优劣，不断向医生提供扎实严谨的数据。不断扩大的"糖友"队伍在日复一日的坚持下，实现了自我逆转，为更多人带来了希望，也坚定了我们编写本书的信念。

　　现在，请开始你的逆转之旅。

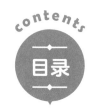

contents

目录

第一章　可逆转的糖尿病

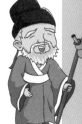

第二章　开宗明义，逆转糖尿病可望亦可即

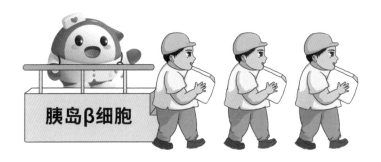

胰岛 β 细胞

第三章 逆转糖尿病，医生建议这样饮食

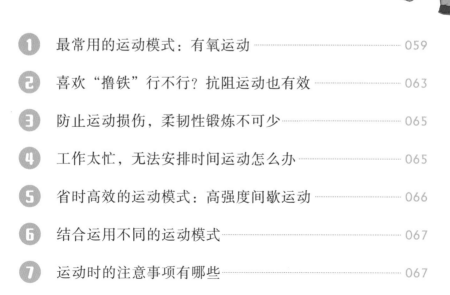

第四章 逆转糖尿病，运动不能停

第五章　科学精准用药，逆转糖尿病事半功倍

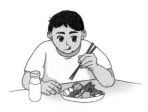

第六章　肥胖型"糖友"的福音：代谢手术12问

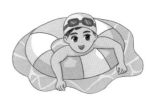

第七章 如何评价糖尿病逆转效果

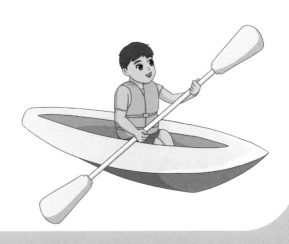

第八章 "糖友"们的逆转之旅

附 甜蜜食堂

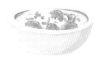

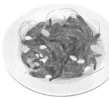

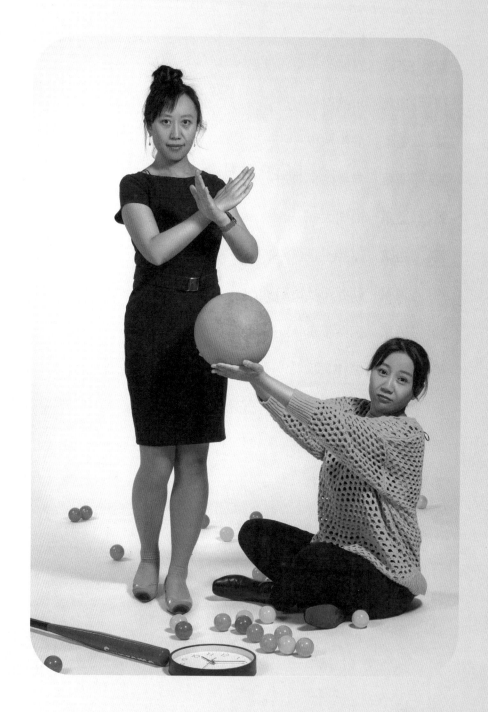

出镜者均为本书编者团队成员（从左至右）：任倩、殷赛。

可逆转的
糖尿病

在了解如何逆转糖尿病之前，让我们先学习一下有机会逆转的 2 型糖尿病的相关知识吧。

第一节
糖尿病的前世今生

① 蚂蚁，最早探知糖尿病的"信号兵"

糖尿病，是一种古老的疾病。早在 3500 多年前，就已经有相关的文字记载了。大约公元前 1500 年，一本用莎草纸写成的埃及古医书《埃伯斯纸草卷》（Ebers Papyrus）中记载了糖尿病"多饮、多尿"的症状，这或许是迄今为止发现的最早关于糖尿病的文字记载。

而在公元前 600—公元前 400 年，古印度开始有人用更为客观的方法来诊断糖尿病，用什么呢？蚂蚁！

蚂蚁？是的，就是蚂蚁，一群来自古印度的蚂蚁。医生这样描述：如果患者得的是这种古怪的疾病，那么，他的尿液就会像蜂蜜或甘蔗一样甜，能够吸引蚂蚁和昆虫。

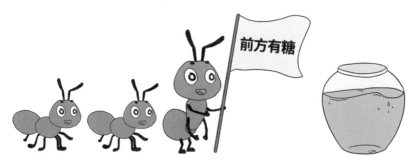

在我国，对于糖尿病的描述最早可以追溯到先秦至西汉时期的《黄帝内经》，那时，糖尿病被称为"消渴病"。到了东汉，名医张仲景在《金匮要略·消渴篇》中明确记载了"三多一少"的症状，这是我国可信历史记载的关于糖尿病的最准确医疗记录。张仲景对"三多一少"之症的描述可总结为：

消谷善饥（多食），渴欲饮水（多饮），精微下注，渗入膀胱，小便数（多尿），故见身体消瘦（体重下降）。

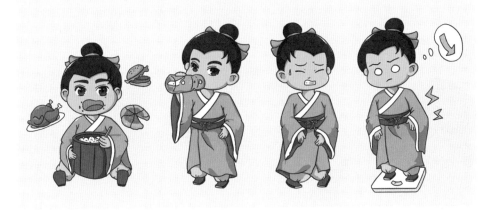

当然，"三多一少"是主观的症状描述，为医者，总希望能够找到客观的证据，从而增加诊断的可靠性。医者同心，唐代五大名医之一甄立言，非常善于从细微之处寻找疾病的特征，在对糖尿病的诊断中提出了独到见解，这与古印度医生的见解不约而同。在《古今录验方》中，这位内科圣手写道："渴而饮水多，小便数，无脂似麸片甜者，皆是消渴病也。"

如果时空可以交会，中外医者穿越历史的长河相遇，定会心有灵犀地相视一笑：此病吾已识破。

2 "药王"孙思邈碰到的"疑难杂症"
——跨越千年的糖尿病分型之路

实际上，我们目前最多见的 2 型糖尿病（T2DM），是在 1999 年才由世界卫生组织（WHO）正式提出的，沿用至今。

在"2 型糖尿病"这个名称正式出现之前，对于这类患者，早期医学认为其有别于病情严重、消瘦、干渴和脱水明显的患者，主要表现为肥胖、少动、喜甜食，这和我们现在的观点非常类似。诊断之后就是治疗问题。前文提到的唐代大名医甄立言有一位好朋友——孙思邈，他将 2 型糖尿病列为"疑难杂症"。

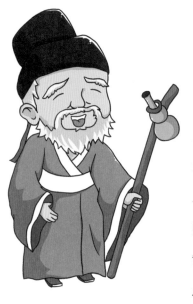

孙思邈是唐代五大名医之一，被后人尊称为"药王"。他在所著的《千金要方》和《千金翼方》中，详细地记录了治疗"消渴病"的心得，即"消渴患者，治之愈否，属在患，倘能如方节慎，旬日可瘳，不自爱惜，死不旋踵"。也就是说，除了药物之外，2 型糖尿病治疗效果的好坏与患者的依从性密切相关，如果患者能很好地控制饮食，那么疾病就会得到控制；但如果患者对饮食不加节制，则其病情在短时间内可能会加重，甚至导致死亡。

尽管当时糖尿病的类型还未细分，但人们已经意识到生活方式对治疗 2 型糖尿病的重要性。随着时代的进步和科学的发展，糖尿病分型的出现和完善反映了人们对这一疾病认识的不断深入。

在 1999 年世界卫生组织的分型体系中，除了 2 型糖尿病，还有另外 3 种类型的糖尿病，分别是 1 型糖尿病（需要依赖胰岛素治疗）、妊娠期糖尿病（主要出现在妊娠期，产后多能恢复）及特殊类型糖尿病（都是病因明确的糖尿病，例如单个基因突变导致的糖尿病、胰腺其他疾病导致的糖尿病、药物或化学品所致的糖尿病，以及某些内分泌疾病导致的糖尿病，等等）。

③ 风风雨雨三千年，糖尿病的"魔爪"扩张路

在浩瀚的历史长河中，古老的简牍让我们窥见了糖尿病的影子，3500 多年后的今日，国际糖尿病联盟（IDF）为我们带来了惊人且专业的缓解糖尿病的答案。

国际糖尿病联盟成立于 1950 年。现在，这个由糖尿病病友及糖尿病科研人员、临床专业人士组成的联盟每年都会在其官方网站上更新并发布全球糖尿病概况，并将此项目命名为"世界糖尿病地图"。2021 年 12 月 6 日，国际糖尿病联盟正式发布了第 10 版《世界糖尿病地图》，据该联盟估计，截至 2021 年，全球 20~79 岁的成年人中患有糖尿病的比率为 10.5%，相当于每 10 个人中就有 1 个糖尿病患者。全球糖尿病患者合计 5.37 亿。

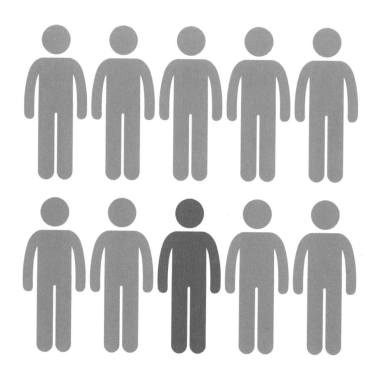

　　而这个数字，预计到 2030 年将增至 6.43 亿（11.3%），到 2045 年将增至 7.83 亿（12.2%）。2021 年，全球糖尿病患病率排名前三的地区分别是中东及北非地区（16.2%）、北美及加勒比地区（14%），以及西太平洋地区（11.9%）。

❹ 巍巍华夏，也是糖尿病大国

　　从糖尿病的患病人数上看，在 2011—2021 年，我国糖尿病患者人数由 9000 万增加至 1 亿 4000 万，增幅达 56%，患病人数相当于 2019 年的俄罗斯总人口数。（根据俄罗斯联邦统计局的数据，截至 2019 年 10 月 1 号，俄罗斯人口总数约为 1 亿 4670 万）

从糖尿病的患病率看，1980 年，中国 14 个省市 30 万人的流行病学资料显示，糖尿病的患病率为 0.67%。30 年过去了，2010 年中国 18 岁及以上人群糖尿病患病率飞升至 9.7%。3 年之后，2013 年再次调查显示中国成人糖尿病患病率为 10.4%。最近一次调查是 2015—2017 年，涉及全国 31 个省区市。此次发现中国 18 岁及以上人群糖尿病患病率为 11.2%。随着我国经济的快速发展，城市化、老龄化的程度不断加深，超重和肥胖人群的数量增多，我国已成为糖尿病大国。

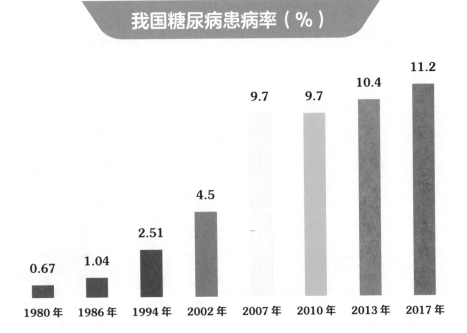

我国糖尿病患病率（％）

1980 年	1986 年	1994 年	2002 年	2007 年	2010 年	2013 年	2017 年
0.67	1.04	2.51	4.5	9.7	9.7	10.4	11.2

2017 年最新数据来源：Li Y, Teng D, Shi X, et al. Prevalence of diabetes recorded in mainland China using 2018 diagnostic criteria from the American Diabetes Association: national cross sectional study. BMJ. 2020 Apr 28;369:m997.

5 在家自测：
你属于糖尿病高风险人群吗

一半以上的 2 型糖尿病患者在疾病的早期都是无症状的，所以筛查糖尿病的高危人群非常重要。那么，什么人容易得糖尿病呢？这要分不同的年龄段来说。

首先，我们说说儿童和青少年。如果一个人体重超重或者体形肥胖，再加上下面 3 条中的任意一条，那么这个人就很有可能是糖尿病的"后备军"了。

❶ 孩子的妈妈怀孕时有糖尿病，包括妊娠期糖尿病。

❷ 孩子的爸爸或妈妈有糖尿病，或者同父母的兄弟姐妹有糖尿病，或者祖父母、外祖父母、叔（伯）、姑、姨、舅有糖尿病。

❸ 孩子同时有黑棘皮（可以看到脖子尤其是脖子后面的皮肤颜色变深）或多囊卵巢综合征（一般表现为月经减少、月经不来，需要妇科或者内分泌科医生来诊断）或高血压或血脂异常。

成人中，哪些是糖尿病高危者呢？可以对照下文的中国糖尿病风险评分表，给自己打个分。当然，打分之前，你还需要做一点点准备工作，那就是准备一把软尺、一台体重秤和一个血压计。

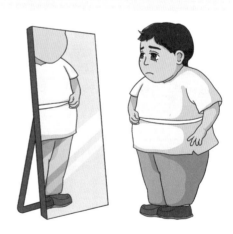

中国糖尿病风险评分表

评分指标	分值	评分指标	分值
年龄（岁）		体质指数（kg/m^2）	
20~24	0	< 22.0	0
25~34	4	22.0~23.9	1
35~39	8	24.0~29.9	3
40~44	11	≥ 30.0	5
45~49	12	腰围（cm）	
50~54	13	男< 75.0，女< 70.0	0
55~59	15	男 75.0~79.9，女 70.0~74.9	3
60~64	16	男 80.0~84.9，女 75.0~79.9	5
65~74	18	男 85.0~89.9，女 80.0~84.9	7
收缩压（mmHg）		男 90.0~94.9，女 85.0~89.9	8
< 100	0	男≥ 95.0，女≥ 90.0	10
110~119	1	糖尿病家族史（父母、同胞、子女）	
120~129	3	无	0
130~139	6	有	6
140~149	7	性别	
150~159	8	女	0
≥ 160	10	男	2

用软尺测量一下腰围，晨起空腹测体重后，用体重除以身高的平方，计算出 BMI，然后测一下血压。这样我们就做好了打分的准备工作。下一步，我们对照这个评分表计算自己的得分。

可以看到，一旦 BMI 超出正常范围，得分就会显著升高；腰围更是如此，如果男性腰围超过 95cm、女性腰围超过 90cm，得分就会直接增加 10 分。所以，超重和肥胖是糖尿病的危险信号。把每项得分汇总之后计算总分，如果总分 ≥ 25 分，那就属于糖尿病高危人群了。

⑥ "胖胖"的自省
——你的胰腺已超负荷运转

《中国居民营养与慢性病状况报告》显示：随着生活条件的改善，无论是哪一个年龄段，其绝大多数人群都营养过剩。人体无法消耗过多的能量，超重和肥胖也随之增加。

为什么说超重和肥胖的人容易得糖尿病呢？超重和肥胖的人体内脂肪过多，这些过量的脂肪大多沉积在腹部，例如沉积在肝脏，就形成我们说的"脂肪肝"；也会沉积在胰腺，导致"脂肪胰"。这些腹部过量的脂肪导致腹型肥胖，进而导致胰岛素抵抗（IR）。什么叫作"胰岛素抵抗"呢？众所周知，胰岛素的作用是降血糖，胰岛素抵抗指的就是机体对胰岛素反应迟钝的状态。举个例子，血糖正常的人，分泌一点点胰岛素就能够将血糖降下来，而出现胰岛素抵抗的人则要分泌好多胰岛素才能把血糖降下来。胰岛素的降糖作用"打折"了，这就是胰岛素抵抗。

如果你正在猜测自己是不是存在"胰岛素抵抗"，请注意观察生活中你有无以下表现。

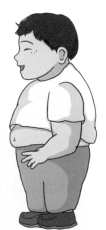

① 好似喝水都会长胖，而且减肥很困难。

② 脖子尤其是脖子后面的皮肤颜色变深。

③ 两餐之间或者没有按时吃饭时，经常出现心慌、手抖、出冷汗等低血糖（低血糖是指血液里的葡萄糖浓度过低，无法为机体提供足够能量的一种状态）症状。

④ 血脂化验不正常，血脂代谢紊乱。

⑤ 女性被诊断患有多囊卵巢综合征等代谢性疾病。

如果你怀疑自己存在"胰岛素抵抗"，建议你到内分泌科就诊，做进一步评估。胰岛素抵抗虽然不是一种疾病，却是糖尿病的一个危险信号。

那么，为什么说胰岛素抵抗是糖尿病的危险信号呢？这还要从胰腺说起。

胰腺，是我们身体产生胰岛素的"大本营"。胰岛素就是从胰腺当中合成并分泌的一种激素。制造胰岛素的"工人"就是胰腺中的胰岛 β 细胞。胰岛素是人体内葡萄糖的"搬运工"，将葡萄糖运输到全身各处。葡萄糖是一种重要的能量物质。举个例子，此时你在读这本书，你或许在思考，或许在疑惑，或许产生了灵感，在这个过程中，葡萄糖时时刻刻都在为你的大脑提供能量；而葡萄糖的"搬运工"胰岛素，也勤勤恳恳地将葡萄糖源源不断地运输到脑细胞中。有人说心脏是人体最辛苦的器官，因为它无时无刻不在跳动，但实际上，我们可爱又低调的胰腺又何尝不是呢？它日夜无休，默默无闻地产生胰岛素，将葡萄糖送到"千家万户"。当人体出现胰岛素抵抗时，为了让身体细胞、组织和器官能利用葡萄糖，胰腺就需要分泌更多的胰岛素去搬运葡萄糖，久而久之，胰腺超负荷工作，当无法弥补胰岛素抵抗的时候，血糖就会升高，并发展为以高血糖为特征的代谢性疾病——糖尿病。

7 葡萄糖的"搬运工"——胰岛素

葡萄糖是人体内主要的供能物质。血液中的葡萄糖浓度要想维持稳定，这其中的关键角色就来自于胰腺上的胰岛。胰岛里的 β 细胞负责生产胰岛素——这种在 100 年前被发现的激素是我们体内葡萄糖的"搬运工"。

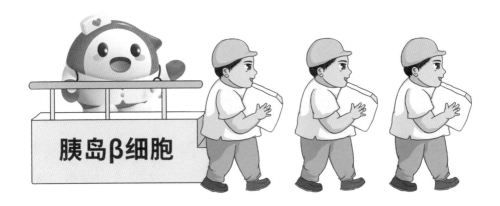

胰岛β细胞

通过血液循环，葡萄糖被转运到全身各个器官的组织细胞，在胰岛素的作用下被摄取和利用，以维持人体正常的生理功能。空腹时，胰岛素水平较低，为防止血糖过低，人体的骨骼肌和脂肪对葡萄糖的摄取和利用也较少；进食后，血液中的葡萄糖增多，胰岛素分泌释放增加，骨骼肌和脂肪对葡萄糖的摄取和利用也随之增加，从而血液中的葡萄糖减少，血糖恢复稳定。所以说胰岛素是调控血糖稳态最重要的内分泌激素。当然，血糖的稳态调节系统是一个复杂的网络，还有其他很多激素也在其中发挥作用。

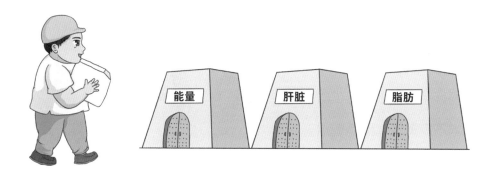

⑧ 知己知彼
——糖尿病的自然病程是什么样子的

这部分，我们来了解一下糖尿病的自然病程，也就是这个疾病是如何发生、发展的。我们从最常见的两种糖尿病说起：1 型糖尿病和2 型糖尿病。

（1）1型糖尿病

1型糖尿病的发生是因为机体产生了针对胰岛细胞的自身免疫。什么是自身免疫呢？先来说说免疫，免疫指的是我们机体抵抗外界细菌、病毒等入侵的能力。负责战斗的免疫细胞保护并守卫着我们机体的健康。而自身免疫，就是我们的免疫系统"犯糊涂"了，把自身的组织细胞当成了外来入侵者，从而指挥负责战斗的免疫细胞把"枪口"对准了自己，进而破坏了自己的细胞。自身免疫的出现可能和遗传基因有关，也可能和环境因素有关，目前还在研究中。在胰腺中，自身免疫的存在导致免疫细胞对胰岛 β 细胞"开战"，胰岛 β 细胞在分泌胰岛素时是好手，而到"打仗时"就太不专业了，节节败退，溃不成军。当大多数胰岛 β 细胞被破坏后，糖尿病就出现了。

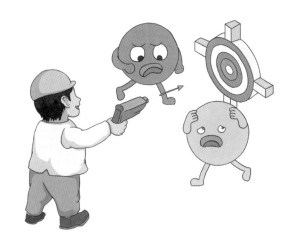

临床上可以通过测定某些自身抗体发现这种自身免疫破坏的存在。例如胰岛素抗体（IAA）、谷氨酸脱羧酶抗体（GADA）、胰岛细胞抗体（ICA）、胰岛细胞抗原 2 抗体 / 酪氨酸磷酸酶抗体（IA-2A）和锌转运体 8 抗体（ZnT8A），这些抗体在多数患者出现糖耐量异常之前就可以检测到。

胰岛 β 细胞被破坏的速度在个体间存在差异，例如：有些患者病情恶化迅速，很快就出现了糖尿病酮症酸中毒，这是 1 型糖尿病的典型发病症状；有些患者病程缓慢，从空腹血糖或 / 和糖耐量受损逐渐发展为糖尿病，这与 2 型糖尿病的临床表现很相似，于是被定义为成人隐匿性自身免疫性糖尿病（LADA）。在极少数情况下，胰岛细胞破坏呈暴发性，表现为糖代谢紊乱急剧恶化，例如恶心、呕吐、头晕、疲乏、嗜睡、严重糖尿病酮症酸中毒，也叫作"暴发性 1 型糖尿病"。1 型"糖友"在接受胰岛素治疗后，部分病人的胰岛素用量变小甚至暂时停用，其血糖值也接近正常，这种现象往往会持续数周或数月，但随着病程的发展，最终会出现胰岛素完全缺乏。

（2）2型糖尿病

2 型糖尿病是最为常见的糖尿病类型，也是近年来导致我国糖尿病患病率增加的主要类型。久坐、摄入过多热量等不良生活习惯是导致 2 型糖尿病高发的环境因素。目前已经发现 400 多个基因变异与 2 型糖尿病或其临床表现相关。2 型糖尿病患者个体之间的差别很大，比如发病年龄、肥胖程度、血糖升高的程度、胰岛素抵抗的轻重程度及胰岛素缺乏的程度等。

2 型糖尿病的病程进展相对缓慢。在最开始，胰岛细胞会努力通过增加胰岛素分泌来代偿胰岛素抵抗，此时的血糖水平尚能维持在正常范围内。由于胰岛素抵抗的持续存在，胰岛细胞无法分泌更多的胰岛素，于是血糖开始升高，从而进入糖耐量异常阶段。这个阶段包括糖耐量减低和空腹血糖受损，也被称为"糖尿病前期"。当血糖进一步升高，达到糖尿病的诊断标准时，患者就会正式进入糖尿病阶段。

① 糖尿病并发症
——遍布全身的不定时"糖衣炮弹"

糖尿病的可怕之处并不在于一时一刻的血糖升高，而在于其引发的一系列严重并发症，包括慢性的并发症，例如心脏病变、脑血管病变、眼睛病变、肾脏病变、神经病变及糖尿病足，也包括急性的并发症，例如糖尿病酮症酸中毒、糖尿病高血糖高渗状态等急症。为何"糖衣炮弹"遍布全身？主要还是高血糖惹的祸。葡萄糖是重要的能量物质，但是一旦其浓度升高到超过警戒线，就成了甜蜜的"杀手"。高血糖的毒性作用通过一系列病理生理机制损害细胞的新陈代谢，最终影响各个器官的功能和结构，导致并发症的出现。

（1）心脏病变

冠心病是糖尿病病人死亡的首要原因，50%～80%的糖尿病患者死于心血管疾病。而在这些心血管病中，超过80%都是动脉粥样硬化性心血管疾病。糖尿病患者在其一生中，都存在患心血管疾病的风险。

相比于没有糖尿病与心血管疾病的人，糖尿病合并心血管疾病患者的预期寿命平均减少 12 年。

（2）脑血管病变

糖尿病会引起颅内大血管和微血管病变。硬化且脆弱的血管十分容易出现意外，导致诸如脑卒中、一过性脑缺血等疾病。65岁以上的"糖友"中，接近 1/4 死于脑卒中。

（3）眼睛病变

糖尿病会导致患者视网膜发生病变，引起视物模糊，重者会致失明。

（4）肾脏病变

糖尿病肾脏病变会引起尿蛋白，重者导致尿毒症。一旦罹患尿毒症，患者必须通过定期做透析治疗来维持生命。

（5）神经病变

神经遍布我们的全身，神经病变会引起手脚麻木、便秘、腹泻、尿多、出汗异常、性功能减退等。

（6）糖尿病足

一旦发生糖尿病足，可能一个最普通的皮肤破损，都能导致整个足部的坏死截肢。

（7）急性并发症

除了上述糖尿病慢性并发症，在血糖急性升高的情况下，患者还有可能出现糖尿病酮症酸中毒、糖尿病高血糖高渗状态等急症，这些急性并发症如不及时治疗，有相当高的致死风险。

❷ 影响视力的罪魁祸首
——糖尿病视网膜病变

糖尿病视网膜病变是糖尿病最严重的慢性并发症之一，也是成年糖尿病患者最常见的致盲原因。患者是否会出现糖尿病视网膜病变，和其血糖控制水平密切相关。

除了高血糖，还有一些因素和糖尿病视网膜病变风险增高有关，需要引起我们的重视，例如糖尿病肾脏疾病、高血压和血脂异常。对于1型"糖友"而言，妊娠可能会导致糖尿病视网膜病变加重，因此，备孕期间应该咨询内分泌科和产科医生，让他们为自己提前做好风险评估并制定治疗方案。

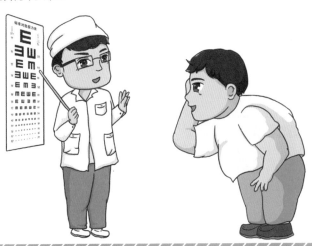

糖尿病视网膜病变最常见的临床表现是视物模糊、视力下降、视野缺损，但需要警惕的是，部分增殖性视网膜病变甚至黄斑水肿的患者仍可无临床症状，因此，糖尿病患者应该重视糖尿病视网膜病变的筛查。

糖尿病患者首次接受眼科检查的时间

糖尿病类型和临床情况	首次检查时间	随诊时间
1 型	发病 5 年后	每年 1 次
2 型	确诊时	每年 1 次
糖尿病合并妊娠	妊娠前 3 个月或孕早期	孕早期、中期和孕晚期各 1 次，产后每年 1 次

注意：如果首次检查发现糖尿病视网膜病变，后续根据病情增加随诊频率。

③ 糖尿病肾病释放的 6 大信号

我国 2 型糖尿病患者慢性肾病患病率为 20%～40%，因此，糖尿病肾病也是糖尿病最严重的慢性并发症之一。它的发生除了与长期高血糖有关外，还与环境因素、遗传因素相关，例如吸烟会加速肾功能的衰竭。对于遗传因素我们暂时无能为力，但是良好的血糖控制及生活习惯，是我们预防糖尿病肾病的关键所在。

　　糖尿病肾病的自然病程特征在 1 型糖尿病患者中最为明确。早期糖尿病肾病表现为持续性微量白蛋白尿（尿微量白蛋白肌酐比 30~299mg/g），多见于 1 型糖尿病患者病程 5~10 年后。大约 50% 的此期患者会在未来的 10 年中发展至持续性白蛋白尿（尿微量白蛋白肌酐比 ≥ 300mg/g），一旦出现持续性白蛋白尿，50% 的患者会在 7~10 年后发展至肾衰竭期。2 型糖尿病肾脏并发症的自然病程和 1 型糖尿病类似。

　　早期糖尿病肾病临床表现不典型，因此应注意定期监测尿微量白蛋白肌酐比和肾小球滤过率。推荐 1 型糖尿病患者在患病 5 年后进行尿微量白蛋白肌酐比的筛查，而 2 型糖尿病患者则应在确诊时就进行筛查。

　　除此之外，糖尿病肾病有 6 大征兆需要警惕：小便有泡沫、浮肿、血压升高、发现糖尿病视网膜病变、尿微量白蛋白肌酐比升高、尿常规出现尿蛋白。如若出现上述任意一条，须及时到内分泌科就诊做进一步评估。

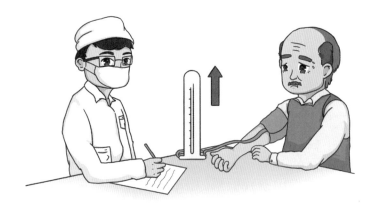

4 裹挟生命的无形手套
——糖尿病神经病变

糖尿病神经病变分为糖尿病周围神经病变和糖尿病自主神经病变，其中以糖尿病周围神经病变最为常见，表现为手足感觉的丧失、疼痛、肢端麻木、刺痛、锐痛或烧灼感。

有患者这样描述糖尿病神经病变：

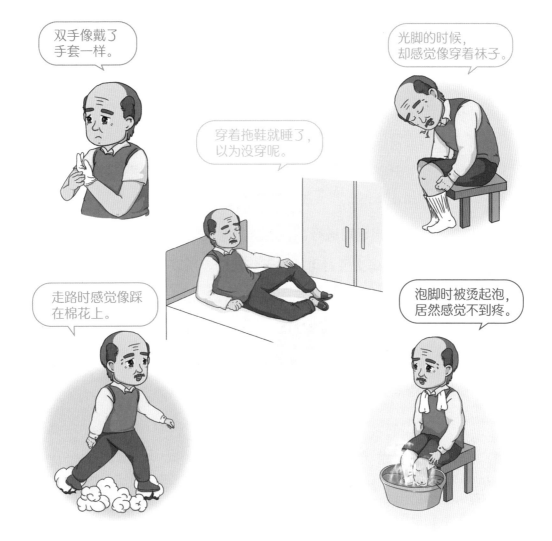

糖尿病自主神经病变可影响全身多个器官系统。

❶ 影响心血管系统，表现为休息的时候心慌、心率快（100 次 / 分）和直立性低血压（站立时心率未明显增加，收缩压或舒张压分别下降 20mmHg 或 10mmHg）。

❷ 影响消化系统，表现为腹泻和便秘交替出现。

❸ 影响泌尿生殖系统，表现为排尿困难、尿失禁、勃起功能障碍、月经紊乱。

❹ 还可能导致出汗异常、无法察觉到低血糖等。

和其他糖尿病慢性并发症一样，糖尿病神经病变也是重在预防。

首先，我们要控制好"三高"问题（高血糖、高血脂、高血压）、避免神经毒性物质的摄入（如酒精、吸烟等），这些都是能够预防糖尿病神经病变的有效措施。

其次，我们应该定期进行糖尿病神经病变筛查及病情评价。大约 50% 的糖尿病神经病变患者可能是无症状的，所以 1 型糖尿病患者在确诊 5 年时应进行糖尿病神经病变的筛查，2 型糖尿病患者在确诊时就应该进行糖尿病神经病变的筛查。所有糖尿病患者每年都应该进行 10g 单丝检查❶。如果患者的糖尿病病程较长，或合并有眼底病变、肾病等并发症，患者应该每隔 3~6 个月进行一次复查。

---

❶ 单丝是一种专门定制的尼龙丝，当尼龙丝接触物体表面产生弯曲时，产生的压力是 10g，所以叫作 10g 单丝。用这个尼龙丝的一头接触患者足部，患者如果能够感到足底尼龙丝压力的存在，则为正常。

5 守护你的心
——糟糕的糖尿病心血管合并症

糖尿病患者中的 50％～80％最终死于心血管疾病，而糖尿病患者合并的心血管疾病中，约 81.7％是动脉粥样硬化性心血管疾病（ASCVD），包括冠心病、心绞痛、心梗、脑卒中及外周动脉粥样硬化性血管疾病等。

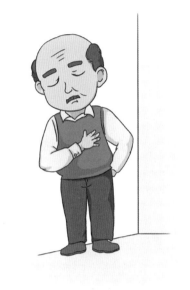

心血管疾病的发生和发展可能出现于确诊糖尿病之前。据估计，在糖尿病确诊前 15 年，患者就可能存在心血管疾病的危险情况，例如高血压、血脂异常、吸烟、肥胖。在糖尿病确诊前 10 年，患者就可能出现动脉粥样硬化之类的亚临床病损。如果不对这些损害加以控制而任由其持续发展，直至出现临床严重的损害，例如心肌缺血、心脏血栓、动脉血栓形成，最终会引发心梗或卒中，甚至导致死亡。相比于非糖尿病与心血管疾病的患者，糖尿病合并心血管疾病患者的预期寿命平均减少 12 年。

如今，我们对糖尿病的治疗理念已经发生了变化，绝不仅仅是控制血糖，而是强调以患者为中心的多因素管理。尤其是在确诊动脉粥样硬化性心血管疾病或具有相关高危因素的 2 型糖尿病患者中，无论其血糖高低，《中国糖尿病防治指南》都建议使用能让心血管获益的降糖药物进行治疗。换句话说，即便患者的血糖已经控制得很好，但是合并动脉粥样硬化性心血管疾病或具有相关高危因素，其降糖方案中也需要包括能让心血管获益的降糖药物。具体用药须谨遵医嘱。

⑥ 重燃希望：糖尿病可以被预防

糖尿病可以被预防。

在讨论如何预防之前，我们先介绍一个概念：糖尿病前期。这一阶段实际上是从正常血糖向糖尿病发展的中间阶段。糖尿病前期是一个总称，包括糖耐量减低（IGT）和 / 或空腹血糖受损（IFG），其诊断的标准如下表所示。我们可以看到，无论空腹血糖还是糖负荷后 2小时血糖（口服定量葡萄糖 2 小时后做血糖检查），如果患者的血糖水平到了这个阶段，那么为了重新寻回健康的状态，是时候行动了！

糖尿病前期的诊断标准
（1999 年世界卫生组织标准）

血糖（mmol/L） 参数	空腹血糖	加上糖负荷后 2 小时血糖
糖耐量减低 IGT	＜ 6.1	≥ 7.8，＜ 11.1
空腹血糖受损 IFG	≥ 6.1，＜ 7.0	＜ 7.8

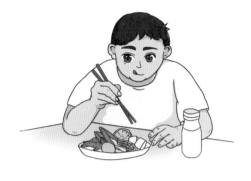

如何去做呢？你的医生可能总爱说"管住嘴，迈开腿"。我们现在就来看看这 6 个字背后的"底层逻辑"，一起来洞察本质吧。

实际上，"管住嘴，迈开腿"的依据来自 6 项里程碑式的科学研究：中国的大庆研究、美国糖尿病预防计划（DPP）研究、STOP － NIDDM 研究、芬兰糖尿病预防研究（DPS）、XENDOS 研究及 DREAM 研究。这些大型临床试验为"糖尿病的预防策略"提供了充分的证据：不管是生活方式干预还是药物干预，都可以显著地预防糖尿病的发生。

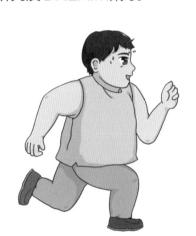

我们再来看一组数字。

在大庆研究中，强化饮食控制，能够将糖尿病发生风险降低 31%；强化运动控制，能够将糖尿病发生风险降低 46%。

在芬兰糖尿病预防研究（DPS）中，对饮食、运动及减重给予强化指导，能够将糖尿病发生风险降低 58%。

在美国的糖尿病预防计划（DPP）研究中，强化饮食和运动指导，能够将糖尿病发生风险降低 58%。

所以，生活方式干预是"王道"，了解、实践、坚持，再坚持，把它变成我们生活的日常，就如滴水可穿石、绳锯可断木、磨杵可成针，通过自己不断的努力，我们在预防糖尿病的路上就能获得持久的胜利！

在这里，为大家奉上那 6 项证明糖尿病可以被预防的里程碑式科学研究全文来源。

大庆研究： PAN X R, LI G W, HU Y H, WANG J X, et al. Effects of diet and exercise in preventing NIDDM in people with impaired glucose tolerance. The Da Qing IGT and Diabetes Study[J]. Diabetes Care, 1997, 20（4）: 537-544.

美国糖尿病预防计划（DPP）研究： Diabetes Prevention Program Research Group. Reduction in the incidence of type 2 diabetes with lifestyle intervention or metformin. N Engl J Med, 2002, 346（6）: 393-403.

STOP－NIDDM研究： CHIASSON J L, JOSSE R G, GOMIS R, et al. Acarbose for prevention of type 2 diabetes mellitus: the STOP-NIDDM randomised trial. Lancet, 2002, 359（9323）: 2072-2077.

芬兰糖尿病预防研究（DPS）： TUOMILEHTO J, LINDSTRÖM J, ERIKSSON J G, VALLE T T, HÄMÄLÄINEN H, ILANNE-PARIKKA P, KEINÄNEN-KIUKAANNIEMI S, LAAKSO M, LOUHERANTA A, RASTAS M, SALMINEN V, UUSITUPA M; Finnish Diabetes Prevention Study Group. Prevention of type 2 diabetes mellitus by changes in lifestyle among subjects with impaired glucose tolerance. N Engl J Med. 2001, 344（18）: 1343-50.

XENDOS研究： TORGERSON J S, HAUPTMAN J, BOLDRIN M N, SJOSTROM L. XENical in the Prevention of Diabetes in Obese Subjects (XENDOS) Study: A randomized study of orlistat as an adjunct to lifestyle changes for the prevention of type 2 diabetes in obese patients[J]. Diabetes Care, 2004, 27: 155-161.

DREAM研究： GERSTEIN H C, YUSUF S, BOSCH J, et al. Effect of rosiglitazone on the frequency of diabetes in patients with impaired glucose tolerance or impaired fasting glucose: a randomised controlled trial. Lancet, 2006, 368（9541）: 1096-1105.

其中，首屈一指的就是咱们国家的大庆研究，我们的前辈在全球首次发现并证实了糖尿病预防之路的存在！我们深感自豪！

7 逆转？逆转！

读到此处，相信你对糖尿病这一疾病已经有了一些了解。在不同的糖尿病类型中，2型糖尿病是最为常见的一种，也是近年来导致我国糖尿病患病率增加的主要类型。一半以上的2型"糖友"在疾病的早期都是无症状的。糖尿病的可怕之处在于其导致的一系列严重并发症。所以，作为医生，特别希望能够让病人免受糖尿病的困苦——"但愿世间人无病，何妨架上药生尘"。而病人也希望能够摆脱糖尿病的"魔爪"——"绿杨芳草春风岸，高卧横眠得自由"。

那么，一旦确诊了糖尿病，还能够逆转吗？如果你已经到了确诊糖尿病阶段，请你静下心来，读完本书，根据自身情况，与医生仔细讨论治疗方案并最终付诸实践，相信逆转之路就在脚下。

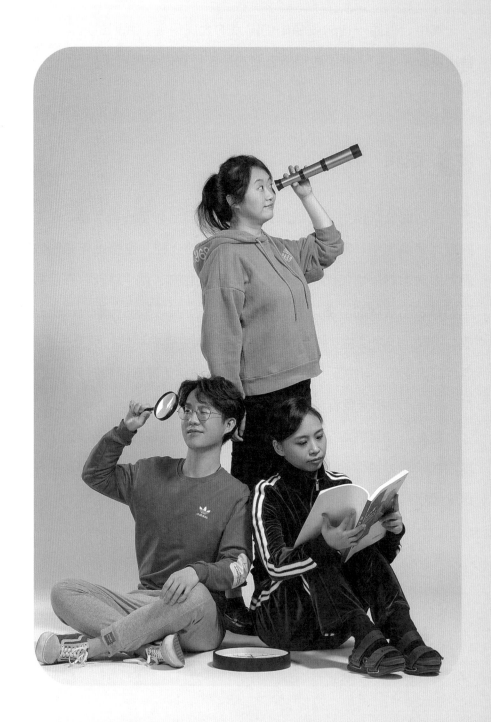

出镜者均为本书编者团队成员（从左至右）：林矗、李娟、毛雨新。

chapter

2

第二章

开宗明义，
逆转糖尿病可望亦可即

2 型糖尿病逆转（也称为缓解）的概念其实非常简单，指的是在不使用降糖药物的情况下，血糖仍可以处于达标或正常状态。

有的"糖友"可能会问，想要处于这种状态对不使用降糖药物的时间有具体要求吗？所谓的血糖达标或正常状态有具体的量化标准吗？目前在 2 型糖尿病逆转的定义标准、逆转时长等方面还有很多问题需要进一步达成共识，可开展研究的空间还很大。

我国第一版《缓解 2 型糖尿病中国专家共识》沿用了 2021 年美国糖尿病学会（ADA）对 2 型糖尿病缓解的定义，即将患者停用降糖药物至少 3 个月后，糖化血红蛋白（HbA_{1c}）小于 6.5% 作为 2 型糖尿病缓解的标准。对于一些糖化血红蛋白不能反映真实血糖水平的情况，例如合并贫血等影响血红蛋白的疾病，或是糖化血红蛋白检测方法不规范等，可以用空腹血糖小于 7mmol/L 或者通过连续葡萄糖监测估算的糖化血红蛋白小于 6.5% 作为 2 型糖尿病逆转的替代标准。需要注意的是，目前还没有 2 型糖尿病可以被治愈的证据。因此即使达到了 2 型糖尿病的逆转状态，患者也需要每年复查糖化血红蛋白，密切监测病情的变化。

❶ 为什么说 2 型糖尿病存在逆转的可能

2 型糖尿病是一种由遗传因素和环境因素相互作用导致的以高血糖为临床特点的慢性疾病。如果把人体的组织细胞比作"加工厂",把葡萄糖比作"原材料",那么胰岛素就是打开"加工厂大门"的"钥匙"。

大部分 2 型糖尿病患者能够产生足够多的胰岛素,但是这些"钥匙"和"加工厂"的"门锁"不适配,大量的葡萄糖没有办法顺利进入组织细胞,停留在血液中使血糖升高,这种现象叫作胰岛素抵抗。

随着病程的延长,2 型糖尿病患者的胰岛素分泌能力可能会逐渐下降,即出现"钥匙"相对不足的情况,这种现象叫胰岛素分泌受损。任何能够改善使血糖升高的病理生理过程(包括胰岛素分泌受损和胰岛素抵抗等)的措施,均可以减缓血糖升高的速度或者将高血糖调控至正常血糖水平。因此,生活方式干预、药物干预或代谢手术干预都有可能逆转已经形成的高血糖状态,进而实现 2 型糖尿病的逆转。

❷ 受损的胰岛 β 细胞能被修复吗

胰岛 β 细胞是人体内胰岛素产生的源头。高血糖所产生的毒性会引起胰岛 β 细胞功能的紊乱,抑制胰岛 β 细胞分泌胰岛素。面对持续的高血糖毒性,胰岛 β 细胞为了自我保护可能会选择进入休眠状态。在这样的情况下,"罢工"的胰岛 β 细胞会将机体的胰岛素分泌量降低 70% 以上,进一步导致血糖难以控制,形成恶性循环。当我们通过生活方式干预、药物治疗、减重手术等干预措施缓解了高血糖状态，解除了高血糖毒性后，这部分休眠的胰岛 β 细胞有望再次复苏，恢复合成及分泌胰岛素的能力。

③ 胰岛素水平正常的人也会得糖尿病

与完全缺乏胰岛素的 1 型糖尿病患者不同，绝大部分 2 型糖尿病患者都不同程度地拥有胰岛素分泌功能。然而，尽管有些"糖友"检测的胰岛素水平处于化验单上参考的正常范围，但是其体内所分泌的胰岛素并不能很好地促进组织细胞利用血液里的葡萄糖，表现为胰岛素抵抗，而这恰恰就是 2 型糖尿病最典型的病理生理特点。

因此，我们不能只关注胰岛素的水平，还要关注其数值背后更关键的问题——胰岛素能不能有效地发挥它的生理作用。另外，部分 2 型"糖友"体内胰岛素分泌会呈现高峰延迟的特点，使胰岛 β 细胞反应迟钝，胰岛素的分泌不能同步覆盖餐后血糖升高的过程。当血糖达到峰值时，胰岛 β 细胞所产生的胰岛素量不足以降低餐后高血糖；当血糖逐渐下降，胰岛 β 细胞仍在持续分泌胰岛素直至峰值。有的"糖友"还会出现下一餐餐前的低血糖状况。因此，尽管胰岛素水平正常，但如果胰岛素分泌的动态时相变化（如下图所示）不能与人体的血糖波动相匹配，也会导致糖尿病的症状。

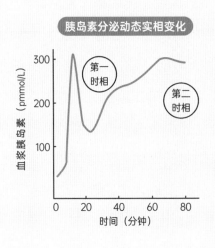

胰岛素分泌动态实相变化

血浆胰岛素（pmmol/L）

第一时相
第二时相

时间（分钟）

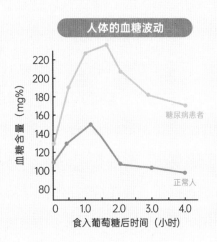

人体的血糖波动

血糖含量（mg%）

糖尿病患者

正常人

食入葡萄糖后时间（小时）

④ 哪些人群更容易实现糖尿病逆转

在庞大的 2 型糖尿病患者人群中，并不是人人都有机会达到糖尿病逆转状态，实现糖尿病逆转也是需要满足一定条件的。我们可以通过"ABCD"四个维度来评估"糖友"实现糖尿病逆转的概率。

"A"是抗体（Antibody），指的是谷氨酸脱羧酶抗体和其他胰岛相关抗体阴性，表示患者没有自身胰岛破坏的免疫反应。胰岛自身抗体阳性的糖尿病患者，其胰岛功能由于受到持续的自身免疫攻击会进行性下降，这类人群超重和肥胖的比例较低，目前还没有相关的糖尿病逆转的临床证据。

"B"是 BMI，它是判断人体是否超重或肥胖的参考指标之一。目前认为 BMI 大于或等于 25kg/m² （或男性腰围＞90cm、女性腰围＞85cm）的"糖友"通过减重实现糖尿病逆转的概率更高。

"C"有两层含义。第一层含义指的是 C 肽。空腹 C 肽 ≥ 1.1ng/ml、餐后 2 小时 C 肽 ≥ 2.5ng/ml 时，表明"糖友"的胰岛 β 细胞尚存一定功能，有实现糖尿病逆转的基础。第二层含义是并发症评估（Complication review）。"糖友"如果患有心血管疾病和严重的视网膜病变，必须在运动前进行心肺功能的评估，遵循科学的运动处方进行锻炼，避免高强度的、超出身体耐受能力的运动。"糖友"如果患有慢性肾病，在饮食上应该避免生酮和高蛋白饮食。

"D"是病程（Duration），临床研究证据表明，病程小于或等于 5 年的"糖友"实现糖尿病逆转的概率更高。

综上，胰岛自身抗体阴性、身体超重或肥胖、胰岛 β 细胞功能尚可、未出现并发症或并发症较轻、病程较短的"糖友"更容易实现 2 型糖尿病的逆转。

需要注意的是，对于特殊类型的糖尿病，例如皮质醇增多症、生长激素瘤、胰高血糖素瘤及一些遗传因素导致的糖尿病，需要针对其致病因素进行治疗，这样，"糖友"才有望实现糖尿病的逆转。

5 逆转糖尿病都有哪些基本招数

看到这里，相信许多糖友已经摩拳擦掌，跃跃欲试，想要踏上逆转糖尿病的征程了。但不要着急，在旅程开启以前，我们还要盘点一下"装备"，看看逆转糖尿病都有哪些基本招数。

（1）首先，强化生活方式干预是2型糖友逆转的基本方案

强化生活方式干预包含饮食治疗和运动治疗两方面。

研究显示，阶段性的极低能量饮食（每日摄入热量为400～800kcal，以蛋白质为主要热量来源，严格限制脂肪和碳水化合物的摄入）可以帮助患者快速达到2型糖尿病逆转状态。另外，限能量平衡饮食、低碳水化合物饮食、高蛋白饮食等在配合运动治疗的情况下，均有助于"糖友"减重并实现2型糖尿病的逆转。需要注意的是，不同的饮食模式需要结合"糖友"的具体情况进行选择，建议在内分泌科专科医师及临床营养师的指导下进行科学的饮食治疗。在实施饮食营养治疗的过程中，患者可以根据实际情况结合使用控糖食品、半代餐等提高饱腹感、延缓碳水化合物的吸收速度，从而起到辅助控糖的作用。

运动是逆转2型糖尿病的另一个重要手段。运动，有直接消耗部分能量进而达到降糖减重的作用，还可以增强肌肉质量，改善胰岛素抵抗。运动对减重的影响取决于运动的方式、强度、时间、频率和总量。总的来说，我们推荐有氧运动与抗阻运动相结合的模式，这样，减重的效果会更加理想。当然，运动治疗也是一门艺术，我们也建议"糖友"在内分泌科专科医师的评估与指导下，遵循适合自己的运动处方来进行运动治疗。

（2）在强化生活方式干预的基础上，体重改善不理想的"糖友"还可以借助减重药物或某些非胰岛素药物来进一步实现2型糖尿病的逆转

BMI大于或等于27kg/m^{2}的2型"糖友"，可以短期（12~24周）使用奥利司他作为逆转2型糖尿病的辅助方法。奥利司他能够抑制胃肠道的脂肪酶以阻止甘油三酯水解，减少肠道黏膜对甘油三酯的吸收，促使脂肪排出体外，但同时也会产生脂肪泻、影响脂溶性维生素吸收等副作用，因此需要在医师的指导下使用。对于糖化血红蛋白不达标且未能有效落实强化生活方式的2型糖尿病患者，可以短期（8~12周）使用具有显著改善体重功能的非胰岛素类药物，这主要是指胰高血糖素样肽 -1 受体激动剂（GLP-1RA），以及该药与其他降糖药物的联合方案（如二甲双胍 + 钠 - 葡萄糖共转运蛋白 2 抑制剂 + 胰高血糖素样肽 -1 受体激动剂；二甲双胍 + 噻唑烷二酮类药物 + 胰高血糖素样肽 -1 受体激动剂）。在初诊时血糖水平高（糖化血红蛋白 ≥ 10%，空腹血糖 ≥ 11.1mmol/L）并伴有明显高血糖症状或出现酮症酸中毒的患者，可短期（2 周）使用胰岛素进行强化治疗，在高血糖状态明显改善、酮症酸中毒纠正后，再重新进行疾病评估；如果符合 2 型糖尿病逆转的基本条件，可选择能改善体重控制的非胰岛素治疗措施，以实现 2 型糖尿病的长期逆转。

BMI大于或等于32.5kg/m^{2}的2型"糖友"，如果在接受药物结合生活方式干预等治疗后，仍不能显著降低体重或者改善代谢紊乱，就可以使用压箱底的"大招"——代谢手术。代谢手术是一项有创操作，

需要进行个体化评估，在内分泌科医师和外科医师的专业指导下进行。在之后的章节我们会对这部分内容做更详细的介绍。

6 找谁咨询和开启糖尿病逆转之旅

盘点完糖尿病逆转之旅所需要的"装备"后，我们还要为自己寻找专业靠谱的向导。那么，找谁咨询和开启糖尿病逆转之旅呢？相信在阅读过前面的内容以后，"糖友"们对这个问题的答案都心中有数了。专业的内分泌科医师或糖尿病专科医师就是"糖友"们可以信赖的向导，他们能够利用专业知识为"糖友"的糖尿病逆转之旅保驾护航。

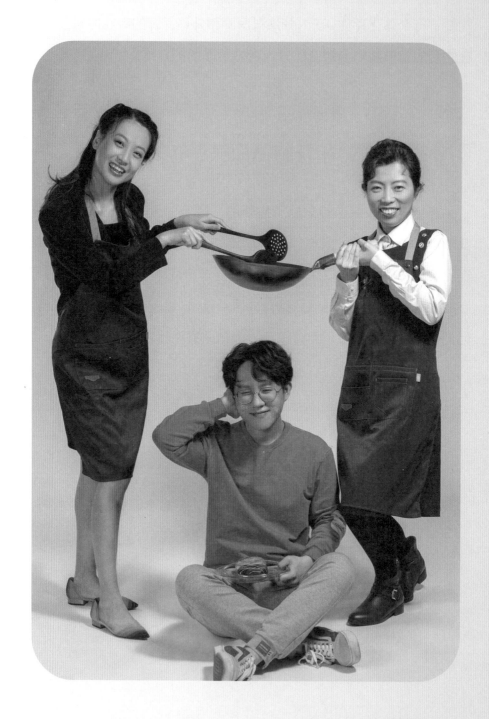

出镜者均为本书编者团队成员（从左至右）：霍勇然、林矗、蔡晓凌。

chapter

3

第三章

逆转糖尿病，
医生建议这样饮食

对合并肥胖的 2 型"糖友"，要合理设计并施行个体化饮食方案。《缓解 2 型糖尿病中国专家共识》表明，限能量平衡饮食配合运动、低碳水化合物饮食、极低热量膳食、间歇性断食、生酮饮食等减重饮食方案，均可促进早期 2 型糖尿病逆转。除了限能量平衡饮食配合运动是逆转 2 型糖尿病的基本方案。短期（4~12 周）阶段性的特殊饮食方案，例如高蛋白饮食、生酮饮食、低碳水化合物饮食、极低碳水化合物饮食，均有助于减重和逆转 2 型糖尿病。

下面就让我们揭开这些饮食方案的神秘"面纱"，一探究竟。

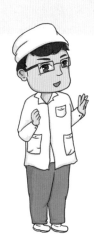

① 限能量平衡饮食方案

限能量平衡饮食方案目前主要有 3 种类型：第一种是在摄入热量目标基础上减少 30%～50% 的热量摄入；第二种是在摄入热量目标基础上每日减少约 500kcal 的热量摄入；第三种是将每日摄入热量控制在 1000～1500kcal。

那我们首先会问一个问题：如何制定我的每日摄入热量目标？

"糖友" A

接下来，我们以一个准备启动糖尿病逆转方案的"糖友"为例，为大家解读热量目标的个体化设定。

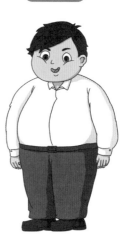

"糖友"A，男，身高 180cm，体重 100kg，IT（信息技术）工作者，因工作需要长期久坐，偶有一天 5000 步左右的活动量。

第一步，计算理想体重。

公式：理想体重（kg）= 身高（cm）－ 105

"糖友"A 的理想体重：180 － 105 = 75（kg）

第二步，计算 BMI。

公式：BMI = 实际体重（kg）÷ 身高^2（m^2）

糖友 A 的 BMI：$100 \div 1.8^2 \approx 30.86$（kg/m^2）

第三步，根据理想体重和每日活动类型，制定每日摄入热量目标。

公式：每日能量供给量（kcal）= 理想体重（kg）× 单位体重能量需要量（kcal/kg）

"糖友"A的工作为轻体力活动，理想体重为75kg，BMI为30.86kg/m²。根据下表算得每日摄入热量目标为：75kg×（20~25）=1500~1875kcal。

单位体重能量需要量

单位：kcal/kg

每日 活动类型 \ BMI	< 18.5kg/m²	18.5~24kg/m²	≥ 24kg/m²
重体力活动	45 ~ 50	40 ~ 45	35 ~ 40
中体力活动	35 ~ 40	30 ~ 35	25 ~ 30
轻体力活动	30 ~ 35	25 ~ 30	20 ~ 25
卧床	25 ~ 30	20 ~ 25	15 ~ 20

根据限能量平衡饮食方案的三种类型，我们给这位"糖友"算出来的每日摄入热量目标为1500~1875kcal/天。简单起见，我们就将1500kcal作为他限能量平衡饮食的每日摄入热量。

那么，怎么做到限能量平衡饮食中的"平衡"？

均衡的饮食结构，需要按符合体重管理目标的能量摄入分配。

每日所需能量中，45%~60%来自碳水化合物，25%~35%来自脂肪，15%~20%来自蛋白质。每日食谱至少包括三餐，均匀分布主食、蛋白质、脂肪于三餐中，规律进食、定时定量。主食中，粗、细粮搭配，全谷物、杂豆类占1/3。如需加餐，建议于两餐之间进食少量水果（如半个苹果）。确定每日能量摄入总量后，可参考下面的简易膳食估算表进行膳食分配。

糖尿病患者及糖尿病高危人群简易膳食估算表（以下重量均为生重）

总能量（kcal/d）	食物含量 主食类（g）	蔬菜类（g）	肉蛋类（g）	乳类（ml）	油脂类（ml）
1400	200	500	150	250	25
1600	250	500	150	250	25
1800	300	500	150	250	25
2000	350	500	150	250	25
2200	400	500	150	250	25

这位"糖友"的每日摄入热量为1500kcal，根据三大营养物质及膳食分配的原则，我们为该"糖友"设计的饮食方案为：主食225g，蔬菜500g，肉蛋类150g，乳类250ml，油脂类25ml。

此外，仍需注意烹饪时使用植物油，减少饱和脂肪酸摄入，每日控制饱和脂肪酸摄入量占总脂肪酸摄入量的30%以下。水果、蔬菜、全谷物、豆类食物富含膳食纤维，可适当增加占比。限制饮酒量，饮酒时必须以1g酒精提供7kcal能量计算，适当减少该日主食摄入量。

食物热量的计算，是一门说深不深、说浅不浅的学问。中华饮食文化博大精深，同时也给国人在糖尿病逆转过程中的食物热量计算出了难题。不过没有关系，我们会通过"甜蜜食堂"的举例方式，给"糖友"们介绍中餐食物热量的计算模板，供大家参考，详见本书附录"甜蜜食堂"。

2 低碳水化合物饮食方案

低碳水化合物饮食（LCDs）通常指膳食中碳水化合物供能比≤40%，脂肪供能比≥30%，蛋白质摄入量相对增加，限制或不限制总能量摄入的一类饮食。

极低碳水化合物饮食（VLCDs）以膳食中碳水化合物供能比≤20%为目标。生酮饮食是极低碳水化合物饮食的极特殊类型。

那"糖友"就会再问一个问题：明确了我的摄入热量目标之后，怎么制定低碳水化合物食谱呢？

接下来，我们仍以"糖友"A为例进行解读。

"糖友"A，男性，IT工作者，因工作需要长期久坐，偶有一天5000步左右的活动量。身高180cm，体重100kg，BMI为30.86kg/m^2。根据之前学过的公式，我们给这位"糖友"算出来的每日摄入热量为1500~1875kcal。在限能量平衡饮食方案中，我们给他定了1500kcal作为每日摄入热量。那么在低碳水化合物饮食方案中，我们可以采用限制或不限制总能量的方法，适当放宽他的每日摄入热量，将其暂定为1875kcal。

那么，在"糖友"A的食谱中，按照膳食中碳水化合物供能比40%、脂肪供能比30%、蛋白质供能比30%，制定出他的摄入热量搭配如下。

碳水化合物供能：$1875 \times 40\% = 750kcal$

脂肪供能：$1875 \times 30\% = 562.5kcal$

蛋白质供能：$1875 \times 30\% = 562.5kcal$

接下来我们就和"糖友"们聊聊，哪些食物归属于碳水化合物，哪些食物归属于脂肪，哪些食物归属于蛋白质。

（1）食物的分类

· 哪些食物归属于碳水化合物？

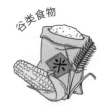

第一类是常吃的谷类食物，比如米、面、燕麦、荞麦、玉米等，这些谷类食物当中往往都含有非常丰富的碳水化合物。

第二类是薯类食物，比如红薯、白薯、马铃薯、芋头、山药等，这些薯类食物当中含有很多碳水化合物。

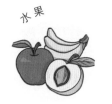

第三类是常见的水果，比如苹果、桃、香蕉、梨、西瓜、草莓、樱桃、橘子等，这些有甜味的水果中也含有很多碳水化合物，能为机体提供非常充足的

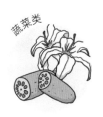
蔬菜类

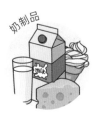
奶制品

糖分。

　　另外，蔬菜类比如百合、藕等所含的碳水化合物也有很多，奶制品中也含有大量的碳水化合物。

　　这些含有碳水化合物的食物能够为人们提供能量，满足身体的生理需要。

· 哪些食物归属于脂肪？

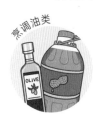
烹调油类

　　第一类是烹调油类，比如大豆油、花生油、葵花籽油、橄榄油、芝麻油等，这些烹调油中往往含有丰富的脂肪。

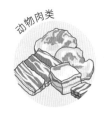
动物肉类

　　第二类是坚果类的食物，比如花生、瓜子、核桃、榛子、松子、开心果等，这些坚果中也含有大量的脂肪。

坚果类

　　第三类是动物的肉类，比如猪肉、牛肉、羊肉等，这些动物的肉中也含有丰富的脂肪。

　　第四类是蛋类的食物，比如鸡蛋、鸭蛋、鹅蛋等，蛋类的蛋黄中也含有脂肪。

蛋类

　　其实，含脂肪的食物除了上述 4 类列举的以外，还有奶制品、豆制品、酱料，以及鸡、鸭、鱼等动物的内脏和外皮，另外，谷类、蔬菜、水果中也含有微量的脂肪。

· 哪些食物归属于蛋白质？

动物蛋白食物

第一类是蛋白质含量高的动物蛋白食物，包括牛肉、羊肉、猪肉、鸡肉，以及鱼类、鸡蛋、牛奶等。

植物蛋白食物

第二类是植物蛋白食物，包括黄豆、大青豆和黑豆等。

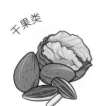

干果类

第三类是干果类，比如芝麻、瓜子、核桃、杏仁、松子等。

（2）低碳水化合物饮食方案的注意点

· 超重或肥胖的 2 型"糖友"是否可以采用低碳水化合物饮食方案改善血糖控制？

必须强调的一点是，超重或肥胖的 2 型"糖友"在短中期采用低碳水化合物饮食方案有利于改善血糖控制。

大数据分析显示：其一，2 型"糖友"经 52 周限能量低碳水化合物饮食干预，其体重、糖化血红蛋白和空腹血糖水平均有效降低，限能量低碳水化合物饮食组患者的血糖稳定性改善效果更好，对降糖药物使用的需求也显著降低了；其二，相对于低脂饮食，短期低碳水化合物饮食对 2 型"糖友"糖化血红蛋白水平的改善效果更佳。

· 低碳水化合物饮食是否有益于减轻体重？

是的，短期低碳水化合物饮食干预有益于控制体重、改善代谢。

口说无凭，让我们来看看数据支持吧！将不限能量的低碳水化合物饮食结合运动的方案对我国 58 名超重女性干预 4 周，发现受试者体重显著降低，腰围与臀围均显著缩小。对超重／肥胖女性采用不限能量低碳水化合物饮食和限能量平衡饮食治疗 12 周后，发现她们的总胆固醇／高密度脂蛋白胆固醇比值和甘油三酯／高密度脂蛋白胆固醇比值的降低幅度比采用限能量平衡饮食受试者的更大，不过这两种饮食方式在减轻体重和减少体脂含量方面并无明显差异，同样有效。一项基于 78 例超重／肥胖合并 2 型糖尿病患者的研究显示，干预 12 个月后，限能量低碳水化合物饮食可以减轻体重，改善糖化血红蛋白水平。

·低碳水化合物饮食方案是否适宜长期应用？

低碳水化合物饮食方案多用于短中期体重控制，其长期应用的安全性和有效性仍待进一步研究证实。

·低碳水化合物饮食方案长期应用的不良后果

近年来，尽管越来越多的研究表明，短期应用低碳水化合物饮食方案的减重效果显著，却较少评估其长期应用是否会引起微量营养素缺乏。一项纳入 10 项研究数据的系统评价结果显示，任何类型的低碳水化合物饮食方案都使患者维生素 A、维生素 E、维生素 B_1、叶酸、镁、钙、铁和碘的摄入量减少，故应额外增加摄入量。

❸ 低热量饮食方案和极低热量饮食方案

低热量饮食方案是指适量减少脂肪和碳水化合物的摄入，将正常需求的能量减去 30%～50% 的饮食方案，通常需要在医师的指导下进行。

极低热量饮食通常指每天只摄入 400～800kcal 能量，主要摄入蛋白质，严格限制脂肪和碳水化合物的摄入。这种饮食方案需要在医师的监督指导下进行。

接下来，我们仍旧以"糖友"A 为例，解读如何给他制定低热量饮食食谱。

"糖友"A，男性，IT 工作者，因工作需要长期久坐，偶有一天 5000 步左右的活动量。身高 180cm，体重 100kg，BMI 为 30.86kg/m^2。根据之前学过的公式，我们给这位"糖友"算出来的每日摄入热量为 1500～1875kcal。

计算低热量饮食方案中的每日摄入热量，需要将正常需求的每日能量减去 30%～50%，那么我们将给"糖友"A 算定的 1500kcal 减去 30% 后的能量作为他低热量饮食的每日摄入热量，暂定为 1050kcal。如果采用极低热量饮食方案，那么每日摄入热量则为 800kcal，且能量需要主要来自蛋白质。

采用低热量饮食方案或者极低热量饮食方案的"糖友"们，不能忽视热量的精准计算。在下文中，我们将通过本书附录"甜蜜食堂"，与"糖友"们一起继续练习食物热量的计算方法。

4 间歇性能量限制饮食方案

间歇性能量限制（IER），又称"轻断食"法，是按照一定规律在规定时期内禁食或给予有限能量摄入的饮食方案。目前常用的间歇性能量限制饮食方案包括：隔日禁食法（每24小时轮流禁食），4∶3或5∶2间歇性能量限制（在连续或非连续日每周禁食2~3天）等。在间歇性能量限制饮食方案的禁食期，能量供给通常在正常需求的0%~25%。

大数据分析发现，间歇性能量限制组的"糖友"们的体重、BMI、瘦体重、体脂含量均显著降低，腰围显著缩小。间歇性能量限制还可以改善非糖尿病的超重／肥胖者的胰岛素抵抗水平，提高胰岛素敏感性。间歇性能量限制还可以更显著降低甘油三酯（TG）水平，降低血清总胆固醇（TC）、低密度脂蛋白胆固醇（LDL-C）水平。

在采用间歇性断食这种饮食方案之前，我们还需要谨慎思考一个问题：如何评价间歇性能量限制的安全性与依从性？

与常规饮食相比，间歇性能量限制对健康人群减重是安全的；与持续能量限制相比，间歇性能量限制对糖友也是相对安全的，但需关注降糖药物的调整；对应用间歇性能量限制干预的人群，应加强管理，以提高依从性。

评估间歇性能量限制对健康人的研究显示，与健康饮食相比，间歇性能量限制组志愿者未发生严重不良反应。可能出现的不良事件包括头痛、恶心、烦躁、循环系统紊乱、无力、疲倦、胃痛、胃灼热，76%的发生与空腹有关或可能有关。研究发现，间歇性能量限制方案总体上是有效且相对安全的，但增加了低血糖发生风险，特别是使用胰岛素或磺脲类药物治疗的2型"糖友"，使用这些药物产生的不良反应可能会限制此类方案的效用。尽管断食日会增加低血糖发生的风险，但其总体发生率仍较低，并会随着药物调整而改善。

接下来，我们仍以"糖友"A为例，看看如何给他制定为期一周的间歇性断食膳食食谱。

"糖友"A，男性，IT工作者，因工作需要长期久坐，偶有一天5000步左右的活动量。身高180cm，体重100kg，BMI为30.86kg/m²。根据之前学过的公式，我们给这位糖友算出来的每日能量为1500~1875kcal。

采用5∶2间歇性能量限制（在连续或非连续日每周禁食2~3天）：在间歇性能量限制的2天禁食期，能量供给通常在正常需求的0%~25%，即每日能量约为400kcal；在间歇性能量限制的5天非禁食期，能量供给通常是正常的限热量平衡饮食热量，"糖友"A则是1500kcal/天。那么，他为期一周的间歇性断食膳食热量如下。

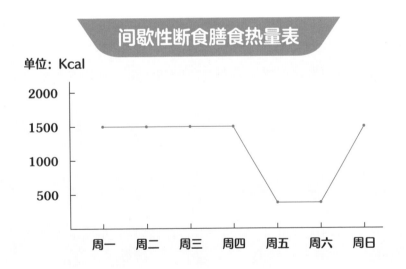

对于采用间歇性能量限制膳食方案的"糖友"，其禁食期和非禁食期的热量计算是非常重要的，让我们在附录"甜蜜食堂"的食谱例

子中继续实战演练吧！

⑤ 生酮饮食方案

前文提到，极低碳水化合物饮食以膳食中碳水化合物供能比≤20％为目标。生酮饮食是极低碳水化合物饮食的极特殊类型，以膳食中碳水化合物供能比≤10％为目标。

在充分考虑安全性的情况下，尝试其他减重饮食方案干预无效后，在临床营养师的指导下可进行短期生酮饮食管理，除监测血酮体外，还应监测肝肾功能、身体成分的变化，并密切关注血脂水平。但是，其长期应用的安全性尚未得到证实。

生酮饮食干预可以令患者体重和糖化血红蛋白均显著降低，腰围显著缩小；还可以令患者血压和甘油三酯水平均显著下降，但也会使低密度脂蛋白胆固醇和高密度脂蛋白胆固醇水平均显著升高。

⑥ 辅助减重食品或代餐饮食方案

食用经国家相关权威部门评估和认可的辅助控糖食品或功能食品，可起到增加饱腹感、辅助控糖、降低饮食管理难度等作用，有利于减重和逆转2型糖尿病。

在减重过程中，食用辅助减重食品、半代餐、阶段性代餐包等可以提升饱腹感、延缓碳水化合物的吸收、补充营养素及辅助控糖。需要营养（医）师评估这类产品配方的合理性、安全性，并做好与常规饮食的搭配。

代餐应提供蛋白质、纤维素和微量元素，保证基本营养素和控制能量的摄入。常见代餐品种主要有3种：①去除80%淀粉的代餐粉（用以制成包子、面包、面条等）替代日常主食；②代餐饼干；③代餐汤品。

（1）代餐食品减重

代餐食品是为满足成人控制体重期间一餐或两餐的营养需要，代替部分膳食，专门加工配制而成的一种控制能量食品。中国营养学会发布的首个用于控制体重的代餐食品团体标准《代餐食品》（T/CNSS 002-2019），对代餐食品的原料、营养成分、标签、名称等做出了明确规定。

大数据分析表明，代餐食品可通过减少食物种类、控制食物分量，达到可持续性减重效果，改善肥胖相关疾病的危险因素，并能最小化非脂肪损失，从而保持力量和身体功能及长期维持体重。然而，由于代餐食品长期应用的有效性并不确定，国内外许多权威专家指南并未提及或不建议将代餐食品用于超重/肥胖者的日常管理。

（2）应用代餐食品减重期间应如何保证营养充足

选择符合标准的代餐食品，结合复合维生素和矿物质补充剂，就可以保证减重期间营养充足。

（3）代餐食品减重的安全性如何

短期应用代餐食品减重是安全的，严重不良反应少，患者耐受性较好，但关于其长期应用的安全性仍待进一步研究证实。应用代餐食品减重的不良反应主要为胃肠道紊乱或饥饿、疲劳、情绪焦虑。大部分不良反应是轻度和瞬时的，仅少数患者出现较严重的不良反应，且在成功减重后，症状可得到控制。

（4）"糖友"应用代餐食品减重的效果如何

"糖友"短期食用代餐食品可减轻体重，进而改善血糖。对 88 例糖耐量受损"糖友"的干预研究显示，采用低血糖指数代餐治疗 1 年之后，受试者的体重、BMI、体脂、腰围、臀围下降更显著，且 74% 的减重是减少了脂肪量，血糖和糖化血红蛋白也均显著降低，葡萄糖耐量改善率更高，转归为正常糖耐量的比例更高。有报道称：代餐食品对 112 例 2 型"糖友"减重的研究表明，代餐组减重＞5% 的患者比例更高，且维持率更高。还有的随机对照试验研究即对 90 例接受胰岛素治疗的 2 型糖尿病伴肥胖者进行低能量代餐饮食干预后发现，1 年后，与对照组相比，代餐组患者的体重减轻幅度更大，胰岛素治疗比例显著降低，停用胰岛素比例显著增加。短期食用代餐改善了患者的血糖控制情况和生活质量。

在逆转糖尿病过程中，"糖友"如何进行食欲管理？

推荐方法一： 减慢进餐速度，增加咀嚼次数。

每进食一口食物咀嚼 20~40 次；餐间停顿。减小每一口进食量，用非优势手持筷或用叉。

推荐方法二： 餐前饮水搭配吃少量坚果。
（如 10 个杏仁、20 粒花生）

坚果中含有不饱和脂肪酸，食用后可刺激胆囊收缩素的分泌，通过迷走神经和非迷走神经途径降低食欲。

推荐方法三： 调整进餐顺序。

餐前先喝汤，易产生饱腹感；再进食蔬菜或低糖水果，因其体积大、热量低、吸收速度慢，可诱导饱腹感；接着进食热量偏高的荤菜与肉类，进一步提升饱腹感；最后进食少量主食或碳水化合物，以达到吸收缓慢而减少餐后血糖波动的目的。

推荐方法四： 增加富含膳食纤维的食物摄入。

膳食纤维在胃内排空速度慢，易产生饱腹感。可增加摄入用燕麦、代餐粉制作的全麦面包，以及绿叶蔬菜、低糖水果等。

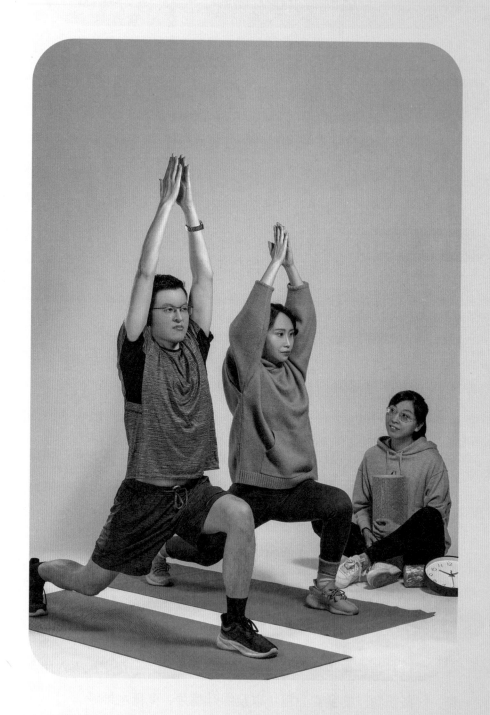

出镜者均为本书编者团队成员（从左至右）：王相清、熊颖超、潘蕊。

chapter

4

第四章

逆转糖尿病，
运动不能停

单纯限制饮食不够吗，为什么还要运动？

对大部分人来说，"迈开腿"远比"管住嘴"困难得多。少吃一口饭然后坐下看电视或者躺下刷手机，没有汗流浃背，没有腰酸背痛，这是很多"糖友喜爱"的降糖生活方式。但是，同样作为"五驾马车❶"之一的运动锻炼，其地位也很重要。要想逆转糖尿病，进行规律运动锻炼必不可少。

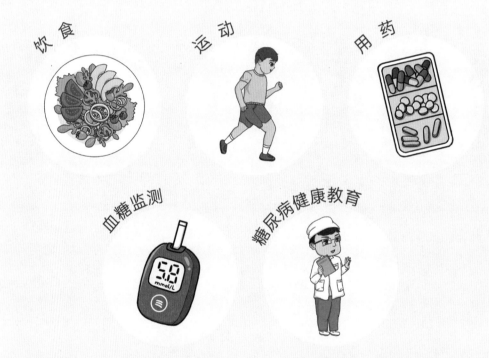

中国大庆研究及多项国外的大型研究都显示了运动锻炼在预防 2 型糖尿病中的重要性。30 年前瑞典的马尔默研究（Malmö Preventive

---

Project），对新诊断的 2 型糖尿病进行生活方式指导，侧重于增加运动锻炼。在随访 5 年后发现，即使患者的体重仅下降了 3kg，也有超过一半的受试者处于糖尿病逆转状态。而且一些研究表明，虽然限制饮食可以有效地逆转糖尿病，但结合运动锻炼可以进一步提高糖尿病的逆转率。积极运动带来的预防糖尿病的效果可能在平时运动少的人群中更明显，也就是说，平时"躺平"的人群可以从运动锻炼中获益更多。

　　总之，运动锻炼可以改善胰岛素敏感性，降低血糖和糖化血红蛋白，改善血脂、血压和身体成分，大大提高糖尿病逆转的成功率。运动锻炼有这么多好处，你还要"躺平"吗？

❶ 最常用的运动模式：有氧运动

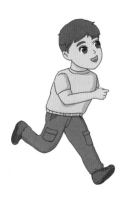

　　有氧运动是指人体在氧气充分供应的情况下进行的体育锻炼，简单来说，是指锻炼的时候能够发出有规律的"呼哧呼哧"喘气声的运动，散步、慢跑、骑自行车、游泳、划船、跳舞等都属于有氧运动，只是强度有所不同。

　　有研究表明，对于 2 型"糖友"来说，做规律的有氧运动可以有效改善高血糖，降低糖化血红蛋白，减少血糖波动。即使运动后体重没有减轻，长期规律的有氧运动也可以改善 2 型"糖友"的胰岛素敏感性及血压、血脂等其他代谢指标，提高整体健康水平。

（1）每周需要进行多长时间的有氧运动

我们很多人在准备锻炼前都会立"flag"（目标），除了吃饭、睡觉、上班，恨不得其他时间都用来运动，结果，这样几天后浑身酸痛，被狠狠地打击了积极性，最终坚持下来的人寥寥无几。那么，运动的频率是不是越高越好呢？

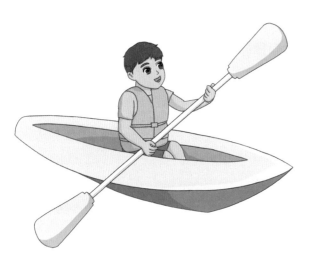

一般来说，建议成人每周进行 3~7 次有氧运动，两次间隔不超过 2 天。中等强度的有氧运动，一周运动的总时长不少于 150 分钟；高强度的有氧运动，一周运动的总时长不少于 75 分钟；或者进行两种强度有氧运动的等效组合。可以看出，对于运动时间的建议还是比较宽松的，大家在制订运动计划时不必追求短期的连续运动，而要根据身体情况合理安排运

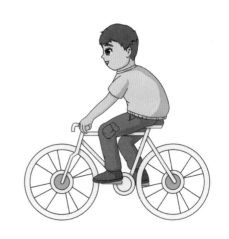

动时间，这样才利于长期坚持。

（2）怎样评估有氧运动的强度

我想大部分"糖友"最常进行的有氧运动应该就是散步了。散步
属于相对低强度的有氧运动，而中、高强度的有氧运动可能会带来更
多的益处。那么怎么评估有氧运动的强度呢？可以使用两个简单的指
标，即储备心率（HRR, heart rate reserve）和主观疲劳感知评估
（RPE, rating of perceived exertion）。

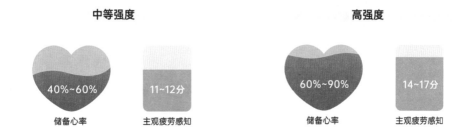

储备心率 = 最大心率 − 安静心率

运动目标心率 = 储备心率 × 百分比 + 安静心率

最大目标心率 =（220 − 年龄）× 百分比

运动中可以自行数脉搏或者通过智能运动手环等可穿戴设备实时
监测心率变化。

主观疲劳感知评估反映的是主观疲劳感受，也可以反映局部肌肉
的疲劳状态，分为 6~20 级，具体见下表。

主观疲劳程度量表

等级	主观感觉
6	安静
7	非常轻松
8	
9	很轻松
10	
11	轻松
12	
13	稍费力
14	
15	费力
16	
17	很费力
18	
19	非常费力
20	

中等强度一般指使用储备心率为 40%～60%，主观疲劳感知为 11~12 分；高强度是指使用储备心率为 60%～90%，主观疲劳感知为 14~17 分。

主观疲劳感知评估是主观的，对于同样的运动强度，不同的人的感受是不一样的；主观疲劳感知评估也是动态变化的，锻炼一段时间后，我们会觉得原先感觉费力的活动很轻松。

② 喜欢"撸铁"行不行？抗阻运动也有效

有的"糖友"可能因为时间问题、条件限制或者个人喜好，会更偏爱"撸铁"，也就是我们所说的抗阻运动。抗阻运动是肌肉在克服外部阻力时进行的主动运动，包括以自由重量、器械、弹力带或自重作为阻力进行的涉及主要肌肉群的锻炼。

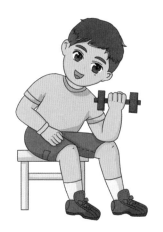

研究表明：2 型"糖友"进行抗阻运动除了可以增肌、增强力量外，还可以调节血糖和胰岛素敏感性，甚至能调节血压、血脂和骨密度。

（1）抗阻运动的周计划怎么安排

和有氧运动一样，抗阻运动也不宜过度。一般建议每周进行抗阻运动 2~3 次，两次之间至少间隔 2 天。锻炼时，每个特定动作完成 1~3 组，每组 10~15 次。

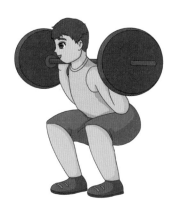

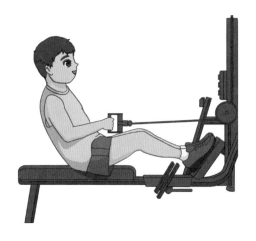

抗阻运动比有氧运动更容易使人受伤，所以锻炼时一定要循序渐进。一般先增加强度，再增加组数，最后增加频率。对于没有运动经验的"小白"来说，起初哪怕只规律锻炼 5 分钟都是非常好的。

（2）怎样进行抗阻运动强度提升

抗阻运动的锻炼强度可以使用单次重复极量（1-RM, 1-repetition maximum）来评估。1-RM 是指单次运动所能完成的最大重量。中等强度抗阻运动是指使用 50%～70% 的 1-RM 锻炼。中等强度锻炼

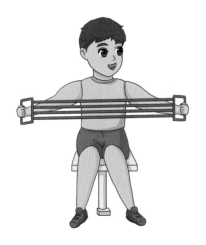

一段时间，身体适应后，根据自身情况可以逐步进阶为高强度，也就是使用 70%～85% 的 1-RM 锻炼。最近有研究认为，相对于中或低强度的锻炼，高强度锻炼可以给 2 型"糖友"在整体血糖管理方面带来更多益处。在评估自己的极量和提升强度过程中最好有专业运动人员从旁指导和保护，避免受伤。

❸ 防止运动损伤，柔韧性锻炼不可少

预防运动损伤在锻炼过程中非常重要。稍不注意，可能一次受伤就会让你被动"躺平"100 天！在这方面，柔韧性锻炼可以给我们一些帮助。

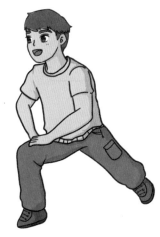

柔韧性锻炼一般是指对关节及其周围肌肉的运动幅度的锻炼，可以缓解肌肉紧张，增加关节的稳定性和身体的灵活性，降低运动损伤风险。柔韧性锻炼包括静态或动态拉伸、瑜伽、太极等，建议每周锻炼 2~3 次，可以在运动前热身时或运动后完成。

拉伸时要达到身体紧绷或轻微不适的程度，每组拉伸动作持续 10~30 秒，重复 2~4 组。多次锻炼后，可以逐步增加拉伸程度，但是要避免超出自身的耐受范围而引起明显疼痛。简单来说，运动前的热身非常重要。

❹ 工作太忙，无法安排时间运动怎么办

实际生活中，很多 2 型"糖友"长期坐办公室工作，可能没有条件安排结构化的规律运动。这类"糖友"可以在久坐的间隙进行简单的碎片化运动。一句话：动起来就是胜利。例如，每隔 30 分钟站起来

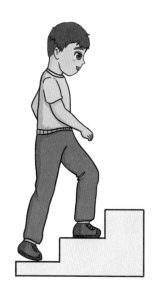

进行 3 分钟左右的踱步或简单的抗阻运动。

有研究认为，每隔 30 分钟用站立和踱步代替久坐，可能比结构化运动更能改善血糖水平和胰岛素敏感性。工作间隙进行 6 次 1 分钟高强度快走，其降糖效果可能比持续 30 分钟中等强度步行的更好。爬楼梯也能有效降低餐后血糖。在高层办公楼内工作的 2 型"糖友"可以考虑在楼下进餐后放弃乘坐电梯上楼，而选择爬楼梯。

⑤ 省时高效的运动模式：高强度间歇运动

高强度间歇运动（HIIE，High-intensity interval exercise）的锻炼模式包括在 65%～90% 最大摄氧量（$\dot{V}O_{2max}$）或 75%～95% 最大心率之间进行 10 秒至 4 分钟的有氧锻炼，间隔 12 秒至 5 分钟的主动或被动恢复。

高强度间歇运动是一种高效的运动模式，一组以 90% 最大心率完成 10 个循环 ×60 秒的高强度间歇运动可以降低 2 型"糖友"的餐后高血糖。高强度间歇运动还可以提高 2 型"糖友"的体能，改善身体成分，增强胰岛素敏感性和胰腺 β 细胞功能，降低糖化血红蛋白和体质指数。其锻炼效果优于能量消耗相似的一般有氧运动，且需要的时间更少。

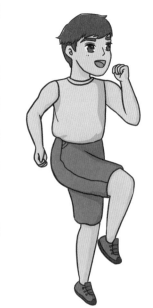

但值得注意的是，进行高强度间歇运动需要密切监测个体对这种锻炼模式的反应，警惕高强度锻炼可能导致短暂的运动后高血糖。另外，高强度间歇运动可能更容易导致肌肉骨骼损伤，要十分注意防护。

6 结合运用不同的运动模式

有氧运动和抗阻运动的结合锻炼效果可能优于单独的运动模式。与使用单一运动模式相比，接受结合运动计划的 2 型"糖友"的糖化血红蛋白降幅更明显。一项荟萃分析（Meta-analysis）表明，两种单一运动模式和结合运动模式都会对血糖和胰岛素敏感性产生积极影响，而结合运动模式比单一运动模式会带来更大益处。

当然，结合运动者的运动量更大，可以减掉更多体重，这也是制订运动计划时需要考虑的因素。事实上，当消耗的能量相同时，不同运动模式带来的血糖、胰岛素敏感性、体重减轻等方面的改善也是相似的。

7 运动时的注意事项有哪些

（1）单纯运动减重是否可行

美国糖尿病预防计划（DPP）研究发现，每减掉 1kg 体重，2 型糖尿病的风险概率就能降低 16%。而且，即使在达到运动目标但没有达到减重目标（体重下降 5%～7%）的人群中，糖尿病的发生率也降低了 44%。话虽如此，单纯通过运动锻炼达到减重效果的难度较大，可能需要每天进行 1 小时或更多时间的中至高强度运动才能达到目的。肥胖者每天进行 1 小时的中等强度有氧运动所减掉的体重和减少的体脂，与单纯限制饮食效果相似。但即使不减轻体重，每周 4～5 天的中至高强度运动（消耗约 500kcal）也有益于减少 2 型"糖友"的内脏脂肪，降低代谢风险。

（2）2型糖友运动前是否要进行全面的医学评估

大多数计划参加像快走这样的中或低强度运动的人，一般不需要进行运动前的医学评估。对于长期久坐不运动的人，建议在参加中至高强度运动之前进行全面的医学评估，包括一些必要的检查。

进行医学评估的目的在于发现和防止一些潜在的心血管风险，不过这种评估仍然存在争议。有一项研究表明，无论是否进行运动前评估，2 型"糖友"参与者的主要心血管疾病的发生率都没有差异，也就是说运动前的评估并不能减少心血管事件的发生风险。在抗阻和无氧运动中也是如此，并没有证据表明在参加抗阻或无氧运动之前进行评估是必要且有益的。但是我们仍然建议，"糖友"在进行运动锻炼时要循序渐进，特别是那些已经出现并发症或者有其他合并症的患者，更需要在必要时进行医学评估。

（3）运动时需要警惕的低血糖风险

低血糖风险主要针对正在使用药物治疗的 2 型"糖友"。仅通过生活方式干预来控制血糖的"糖友"发生低血糖的风险很小，增加运动相关低血糖风险的药物主要指胰岛素和胰岛素促泌剂（即磺脲类和氯茴苯酸类）。使用这些药物的患者，在进行持续时间较长的高强度运动时，可能会耗尽体内储存的碳水化合物，进而增加运动后发生低血糖的风险。因此，在运动计划中要考虑适时调整运动前的用药方案，或者运动前补充一些碳水化合物，且需要在运动锻炼期间携带速效碳水化合物来应对可能出现的低血糖。使用其他口服降糖药物或非胰岛素类注射制剂（如胰高血糖素样肽 -1 受体激动剂，GLP-1RA）的患者，一般无须调整药物剂量或在运动前摄入碳水化合物。

（4）血糖较高时是否可以运动

如果血糖大于 13.9mmol/L，且存在血酮或尿酮升高，则不建议开始运动。如果血糖大于 16.7mmol/L，即使没有酮症，运动锻炼时也要小心谨慎，感觉良好时才可以开始低强度运动，同时建议在运动前后及运动期间适当补充水分。

短暂而剧烈的活动（例如高强度间歇运动）可能会导致血糖暂时性升高并持续一段时间，对这种暂时性高血糖一般不需要特殊处理，低强度的冷却运动可能有助于降低剧烈运动后的高血糖。

2 型"糖友"不太容易出现酮症酸中毒的情况，但仍要保持警惕，特别是服用钠－葡萄糖共转运蛋白 2 抑制剂治疗的患者，可能会在血糖升高不明显时出现酮症。

（5）需要选择运动的时段吗

是餐前运动好还是餐后运动好？这是个令人困扰的问题。

早餐后进行轻至中度的有氧运动可以更好地控制血糖，但这种益处只能维持很短的时间，一般不会持续到中午。

但是也有人发现早餐前运动可以更好地控制血糖。

下午锻炼可能比上午锻炼更有益处，2 型"糖友"每周进行 3 次下午的高强度间歇运动锻炼更能降低血糖，而上午锻炼甚至会升高血糖。

2 型"糖友"在上午或下午进行运动，都可以改善血糖和胰岛素抵抗。晚餐后进行步行和抗阻运动也都可以降低血糖和血脂水平。

总体而言，无论运动时段及强度、模式如何，只要能够消耗较多的能量就都可以改善血糖，这与餐后锻炼可获益的观点相对一致，餐后运动可能通过减轻急性血糖波动来更好地控制血糖。

（6）不同年龄的注意事项有哪些

儿童和青少年处于生长发育的重要时期，应当鼓励他们经常进行体育锻炼，以增强体质，防止肥胖。

3～6 岁的学龄前儿童应在成人的鼓励和看护下积极参与与年龄相适应的各种类型的体育活动。

7~17 岁的青少年每天应进行不少于 60 分钟的中至高强度的有氧运动，其中高强度有氧运动的频率应不少于 3 次 / 周；另外，在这 60 分钟以上的运动中应包括至少 3 次 / 周的肌肉训练和负重骨骼强化锻炼。

老年人在运动时还要特别注意安全性，因为老年人肌肉含量下降，平衡能力差，同时可能患有高血压、高血脂、骨质疏松等多种慢性疾病，针对不同情况在运动前要做好充分的评估和准备。如果不能完成中高强度有氧运动的目标，建议在力所能及的前提下尽量增加运动量。另外，老年人可以适当增加平衡性运动的锻炼，降低在运动过程中摔倒受伤的风险。

（7）如何坚持规律运动

"糖友"较难坚持规律运动的因素和非"糖友"是相似的，主要包括自我效能感较低、目标设定不合适、缺乏监督支持等。

糖尿病和肥胖本身就容易导致患者出现负面情绪，特别是对于既往运动减重失败或成功后再次反弹的人来说，自我效能感的降低是个很重要的问题。而与肥胖相关的关节问题也会进一步对自我效能感产生负面影响。这些问题对患者来说都是不小的挑战，选择合适的运动方式，设置力所能及的运动目标，制订易于完成的运动计划，循序渐进地提高运动质量和总量，遵从医疗专业人员的建议和监督，以及进行必要的支持性反馈，也许可以提高患者坚持规律运动的信心和依从性，提高糖脂代谢获益和减重目标达成的概率。

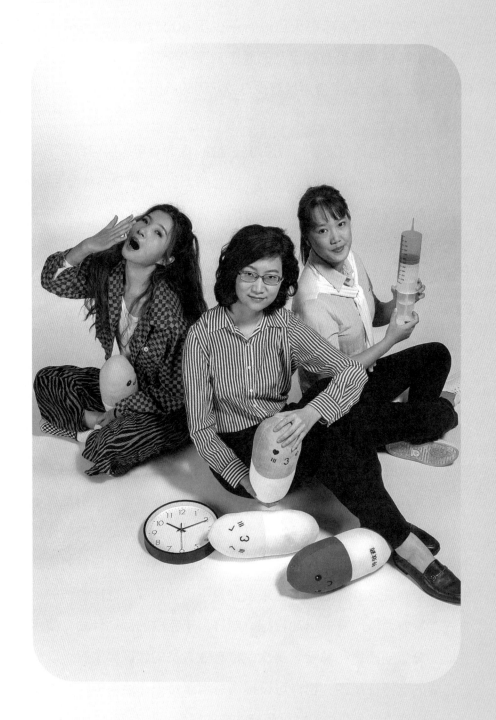

出镜者均为本书编者团队成员（从左至右）：王诗萱、杨文嘉、孙亚男。

chapter

5

第五章

科学精准用药，
逆转糖尿病事半功倍

逆转 2 型糖尿病的方法除了生活方式干预，还有药物治疗。只要功夫深，药物逆转便成真。随着医疗技术的不断进步和药物研发的深入发展，近年来多种药物治疗方式已被证实可以有效地帮助患者逆转 2 型糖尿病。许多患者听到这个好消息，可能会有这样的疑问：我能用药物治疗逆转 2 型糖尿病吗？有哪些药物可供选择呢？这些药物是否有效安全呢？下面，我们就为大家解答这些问题。

　　目前，逆转 2 型糖尿病的药物主要包括两大类，即非注射类药物和注射类药物。那么，哪些患者需要使用药物治疗呢？药物治疗主要适用于单纯生活方式干预效果不理想及血糖控制仍然不达标的患者。

　　上述两大类药物经过科学的方法论证，已被证实能够不同程度地辅助治疗 2 型糖尿病，由于它们的作用机制不同，不同特征的患者需要谨慎选择合适的药物。使用药物治疗前，患者需要前往正规医疗机构，由临床医生通过全面评估来判断你是否适合应用药物治疗，以及适用于哪一类药物。切记不要轻易听信非正规渠道的虚假、夸大宣传，乱用药物，以免给自己的健康及经济带来不必要的伤害和损失。接下来，我们就为大家详细地介绍这两大类药物。

非注射类药物
——逆转糖尿病的口服药物怎么选

（1）经久不衰的降糖"神话"——二甲双胍的前世今生

大部分患者对二甲双胍并不陌生，而关于它的"传说"，你又知道多少？

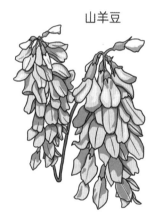

山羊豆

二甲双胍来源于一种植物——山羊豆。山羊豆是一种原产于欧洲南部和亚洲西部的豆科多年生草本植物，有很多浪漫美好的名称，如法国紫丁香、西班牙三叶草等。法国人从中世纪开始就在民间使用山羊豆治疗多尿症。此后，人们发现山羊豆提取物注射到大鼠体内后具有降低血糖的神奇功效，但其所含有的胍类化合物毒性太强，无法在人体中使用，所以必须要找到低毒性的胍类衍生物才能实现人体应用。

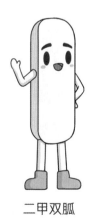

二甲双胍

好事多磨终成事，经过科学家们的不断寻找和探索，二甲双胍诞生了。自1957年问世以来，二甲双胍被应用于临床已有60余年，是治疗2型糖尿病的经典药物。

二甲双胍可以从2型糖尿病的多个病理生理机制角度发挥作用控制血糖。它的降糖手段主要包括抑制肝脏将非糖物质转化为糖类物质（糖异生）及肝脏葡萄糖的输出，提高肌肉、脂肪等外周组织对葡萄糖的摄取和利用，抑制或延缓胃肠道对葡萄糖的吸收，改善糖代谢。像二甲双胍这样的"香饽饽"，很快便成为临床中广泛应用的一类降糖药物。

二甲双胍之所以能成为众多降糖药物中的"香饽饽"，主要是因为它自身的"业务能力"强。让我们通过一组数字来更加直观地感受二甲双胍的降糖能力吧。在我国糖尿病患者中开展的一项研究显示，每日应用1000mg或1700mg二甲双胍单药治疗可以使2型"糖友"的糖化血红蛋白分别降低0.7%和1.0%。另有研究显示，2型"糖友"经过二甲双胍单药治疗29周，可分别使空腹血糖降低3.2mmol/L、餐后2小时血糖降低4.0mmol/L、糖化血红蛋白降低1.8%。

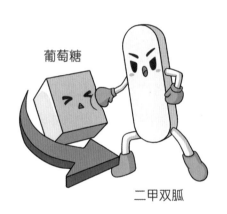

葡萄糖

二甲双胍

除了降糖，二甲双胍的"业务"还拓展到了减重方面，那么它的减重"业务能力"又如何呢？在我国新确诊的2型"糖友"中开展的一项研究显示，经过二甲双胍单药治疗16周后，正常、超重、肥胖患者的体重分别下降了1.47kg、2.81kg、2.92kg。但也要注意的是，二甲双胍在减重这方面会"看人下菜碟"，多项研究显示，BMI越高、腰围越大的患者，使用二甲双胍治疗后体重下降越明显。

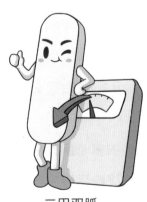

二甲双胍

二甲双胍不仅"业务能力"强，而且"态

度"很好。患者单独使用二甲双胍时并不会增加低血糖的发生风险。

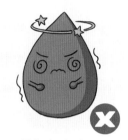

不增加低血糖风险

在临床中，也常有病人会有所顾虑："医生，听说二甲双胍伤肾，使用起来安全吗？"其实二甲双胍主要以原形经肾脏从尿液排出，清除迅速，因此二甲双胍本身对肾脏没有损害，是不伤肾的。但应用于肾功能不全的患者时，二甲双胍就想"磨洋工"，肾脏清除率下降，在体内作用的时间也就延长，导致血液中二甲双胍的浓度升高，从而可能会增加乳酸

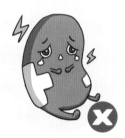

不伤肾

性酸中毒的风险。因此，肾功能不全的患者在使用二甲双胍的时候，需要在医生的指导下调整用药剂量，甚至是忌用。

遵医嘱

虽说二甲双胍的"业务能力"强和"办事态度"好，但它也有令人难受的地方。比如，使用二甲双胍后，患者的肠胃可能会出现不良的反应，例如恶心、呕吐、腹泻、腹胀、便秘等，但这些反应多为一过性的，可通过小剂量起始、逐渐加量的方法来减少出现或减轻程度不良反应。

此外，长期应用二甲双胍可能会影响体内

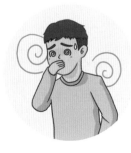

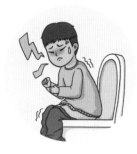

维生素 B_{12} 水平，因此建议长期使用二甲双胍的患者定期检测血液中维生素 B_{12} 的浓度，必要时遵从医嘱进行补充治疗。

（2）你不知道的苹果树皮
——钠–葡萄糖共转运蛋白2抑制剂

肾脏是人体的重要器官，它的主要功能是生成尿液，人体内许多代谢产物、废物和毒物会随着尿液排出体外。但肾脏还有一个更神奇的功能——"回收再利用"功能，也就是选择性地将水分和一些有用的物质（如葡萄糖、氨基酸、重要的离子等）重新吸收回血液中，即重吸收功能。

人体尿液中的葡萄糖基本上都会被肾脏重吸收回血液循环中，而重吸收的过程能够顺利完成，离不开一种叫作钠–葡萄糖共转运蛋白 2（SGLT-2，sodium-dependent glucose transporters 2）的"搬运工"。假如能把 SGLT-2"俘虏"了，那么在缺少"搬运工"的情况下，葡萄糖就难以被重吸收进入血液循环的通道，这样一来，葡萄糖就只能随着尿液被排到体外，人体血液中的葡萄糖含量自然会下降。

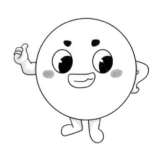

SGLT-2 抑制剂

关于"搬运工"SGLT-2 的故事要从 1835 年说起，这一年法国化学家彼得森 .C（Petersen.C）从苹果树皮中提取了一种叫作根皮苷的物质，并发现其具有引发多尿、促进尿糖排出和减轻体重的作用。科学家们经过研究，发现原来是根皮苷有效地"压制"了 SGLT-2。此后，科学家们以根皮苷为基础，经过一系列结构改造，最终研发了 SGLT-2 的"死对头"——SGLT-2 抑制剂。正所谓"道高一尺，魔高一丈"，在 SGLT-2 抑制剂的作用下，"搬运工"便只能乖乖地"投降"。

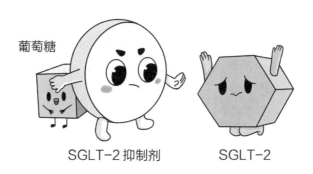

SGLT-2 抑制剂　　　　SGLT-2

前文说到二甲双胍有着不错的"业务能力"，根皮苷也不差。比如在降糖方面，现有的研究证据显示，SGLT-2 抑制剂单药治疗可以使 2 型"糖友"的糖化血红蛋白呈现不同程度的下降，下降幅度为 0.5%～1.2%。在减重方面，SGLT-2 抑制剂有效地"控制"了 SGLT-2，使得肾脏能够发挥其主要功能——生成尿液并通过尿液排出过量的葡萄糖，从而带走体内的热量，帮助 2 型"糖友"实现减重的效果，可以使 2 型"糖友"的体重下降 0.6～3.0kg。

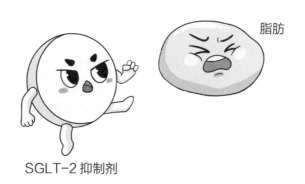

SGLT-2 抑制剂

当然，以根皮苷为基础改造的SGLT-2抑制剂的"志向"不止于此。有研究显示，SGLT-2抑制剂主要通过作用于内脏脂肪来实现减重，即减少了人体中多余的脂肪，却不影响肌肉含量。脂肪还是只能乖乖"就范"。

SGLT-2抑制剂有"雄心壮志"，除了可减重以外，还能够改善胰岛素抵抗状态、降低尿蛋白、保护肾脏、保护心血管系统、降低血压等。总之，对于2型"糖友"的代谢问题，SGLT-2抑制剂综合管理益处多多。

目前已经上市的SGLT-2抑制剂均为口服制剂，其服药时间不受进食限制。具体服用的剂量需要医生结合患者的血糖水平、控制目标、合并症等多方面因素进行综合判断。

纵有"雄心壮志"，还不足以被称为"好兵"，所以SGLT-2抑制剂铆足了劲，建立了良好的整体安全系统。虽然SGLT-2抑制剂也会有"犯错误"的时候，进入体内后可能会引发泌尿生殖系统感染和低血压，使血容量不足，以及引发糖尿病酮症酸中毒等较为罕见的不良反应。但也不必因此担忧，俗话说，"不打无准备之仗"，在使用这类药物治疗前应充分与医生沟通，评估并了解服药的注意事项后再决定是否应用。另外，服药期间以下几点小贴士可以帮助你降低发生不良反应的风险。

❶ 适当增加进水量以保证血容量，当出现发热、呕吐、腹泻、不能充分进食的情况时应遵医嘱评估是否需要调整药物剂量或停药。

② 注意外阴部卫生、合理清洁、保持小便通畅也是减少泌尿生殖器感染的有效措施；一旦发生泌尿生殖器感染，应立即向医生咨询。

③ 注意监测血压，合并高血压的患者需根据血压监测结果及时调整降压方案，平时基础血压偏低的患者同样需要注意监测，且可以从小剂量 SGLT-2 抑制剂治疗起始，避免低血压导致的跌倒、晕厥等。

④ 既往研究显示，单独应用 SGLT-2 抑制剂发生低血糖的风险较低，但当与其他药物（特别是磺脲类药物及胰岛素）联用时发生低血糖的风险会增加，应特别注意。

⑤ 肝、肾功能异常的患者需要在医生的评估下用药，用药期间需定期监测肝、肾功能。

⑥ 儿童、孕妇及哺乳期妇女不推荐使用。

（3）乱花渐欲迷人眼——五花八门的减重药物靠谱吗

正如前面章节所介绍的，肥胖或超重是 2 型糖尿病的重要病理生理表现，因此，控制体重是逆转 2 型糖尿病最为重要的治疗方向之一。我们希望世间的美好能与你环环相扣，但现实的情况是，许多患者通过单纯饮食、运动的生活方式干预仍然很难实现理想的体重控制，因此需要通过药物辅助实现减重。如今市面上的减重药物五花八门，相

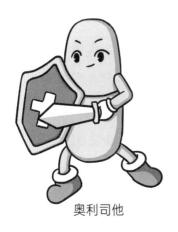
奥利司他

信大家或多或少地接触过各种渠道的减重广告，那这些药物到底靠不靠谱呢？哪种药物才是有效且安全的减重药物呢？什么样的患者可以使用减重药物呢？目前在我国被批准的减重药物只有一种——奥利司他。

奥利司他在 2007 年被批准为减重非处方药，直到现在，也只有它能在减重药物领域"独领风骚"。所以在面对市面上有关其他减重药铺天盖地的宣传时，大家要意识到那些药物的有效性及安全性没有经过科学论证。希望大家擦亮双眼，千万不要上当受骗。

奥利司他是一种脂肪酶抑制剂，可"攻防"兼顾。首先，奥利司他先"攻占"人体胃肠道中的脂肪酶活性位点，然后筑起一道"防护墙"，不仅阻止了甘油三酯水解为游离脂肪酸和单酰基甘油酯，还减少了肠腔黏膜对饮食中甘油三酯的吸收，脂肪也就"束手无策"，只能通过粪便被排出体外。有数据显示，奥利司他可以使食物中 30% 左右的脂肪无法被人体消化、吸收，而随着粪便排出，久而久之，人体内贮存的脂肪总量也会减少，进而达到减重的效果。

目前已有科学的研究显示，奥利司他能够不同程度地逆转 2 型糖尿病。在针对肥胖患者的临床研究（XENDOS，Xenical in the Prevention of Diabetes in Obese Subjects）试验中，肥胖的糖尿病前期患者在接受奥利司他治疗 1.5 年之后，发生 2 型糖尿病的风险比只服用了安慰剂（不含奥利司他）的患者降低了 37%，可见奥利司他可以通过减重的方式预防 2 型糖尿病。在一项于中国 2 型糖尿病患者中开展的研究显示，在应用奥利司他治疗半年后，18%的患者的血糖能恢复至正常水平，而没有服用奥利司他的安慰剂组的血糖没有明显下降。目前，我国的专家达成共识，推荐 BMI 大于或等于 27kg/m^2 的 2 型糖尿病患者，在强化生活方式干预后体重改善仍不理想的情况下，短期（半年）内应用奥利司他辅助减轻和维持体重。

虽然奥利司他是得到了国家药监局认可的药物，服用后能够相对安全地实现减重，但需要注意的是，服用奥利司他也有副作用，主要包括胃胀气和脂肪泻。虽然脂肪是造成我们肥胖的罪魁祸首，但它也不是百害而无一利的，脂肪能为人体提供热量和必需的脂肪酸，同时还是脂溶性维生素的载体。奥利司他阻止人体吸收过多的脂肪，利于实现减重，但长期服用则会影响人体吸收脂溶性维生素，如维生素 A、维生素 D、维生素 E、维生素 K，以及 β 胡萝卜素。此外，还有一些罕见的副作用，比如肝功能损伤。所以，在服药前后应注意听从医生、药师的指导，合理使用。

注射类药物
——逆转糖尿病的注射药物怎么选

（1）神奇的"肠道胰岛素"：
胰高血糖素样肽-1受体激动剂

人体就像一台精密的机器，需要身体的各个部分互相配合才能保持正常运作。血糖调节作为人体"机器"运作中的一个重要环节，离不开胰腺这条关键的传送带，假如胰腺"掉链子"了，那么血糖调节这一环节就会失控。而胰腺能够有效地控制血糖，主要归功于它的"看家法宝"——胰岛 β 细胞。胰腺中的胰岛 β 细胞能分泌胰岛素，而胰岛素是人体中唯一一种能够降低血糖水平的宝贵激素。

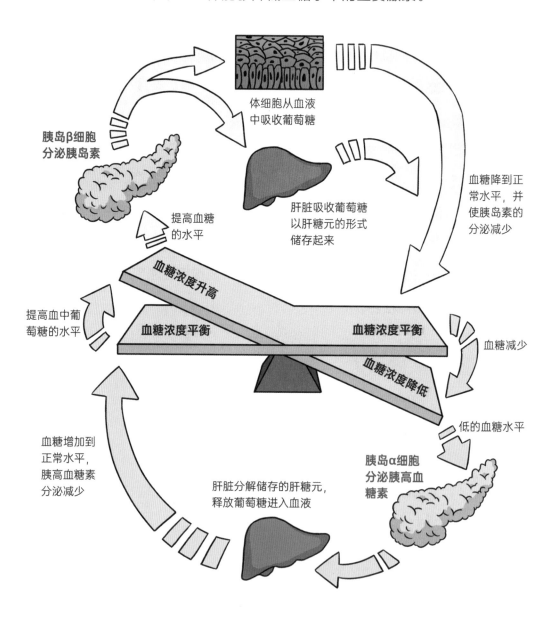

体细胞从血液中吸收葡萄糖

胰岛β细胞分泌胰岛素

血糖降到正常水平，并使胰岛素的分泌减少

提高血糖的水平

肝脏吸收葡萄糖以肝糖元的形式储存起来

提高血中葡萄糖的水平

血糖浓度升高

血糖浓度平衡

血糖浓度平衡

血糖浓度降低

血糖减少

低的血糖水平

胰岛α细胞分泌胰高血糖素

血糖增加到正常水平，胰高血糖素分泌减少

肝脏分解储存的肝糖元，释放葡萄糖进入血液

胰岛 β 细胞在分泌胰岛素时并不是孤单的，整个分泌过程还受到许多其他激素的影响，其中很重要的一类调节激素叫作肠促胰素。医学上把这类从肠道分泌的、能够刺激胰岛素分泌的物质统称为肠促胰素。其实从这个名称我们就可以非常直观地、形象地了解该类激素的来源及作用。

现已发现的人体内肠促胰素主要有葡萄糖依赖性促胰岛素多肽（GIP，glucose-dependent insulinotropic polypeptide）和胰高血糖素样肽 -1（GLP-1，glucagon-like peptide-1），截至 2021 年，临床上的肠促胰岛素类药物都基于 GLP-1 产生。GLP-1 又是如何被发现的呢？1964 年，科学家们发现，如果将同等剂量的葡萄糖分别以口服和静脉注射的方式给予受试者，会导致胰岛素分泌量有所差异，接受口服葡萄糖的受试者的胰岛素分泌量高于接受静脉注射葡萄糖的受试者，这就提示肠道可能参与了某种促进胰岛素分泌的过程。接下来，又有一些科学家在哺乳动物体内发现了一种叫作 GLP-1 的物质。将 GLP-1 持续地静脉输注给糖尿病患者后，发现患者的血糖水平降低了。之后又通过一系列的研究发现，人体进食后便会刺激肠道分泌 GLP-1，GLP-1 进而刺激胰岛 β 细胞分泌胰岛素，参与人体内血糖平衡调节。原来血糖调节这一环节，也有一套完整的运作机制。

大家可能会想，既然 GLP-1 这么神奇，那么将 GLP-1 直接应用于患者的治

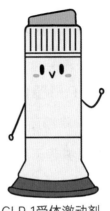

GLP-1受体激动剂

疗不就相当于获得了控制血糖的"法宝"吗？但实际上，并没有那么简单。因为天然的 GLP-1 很容易被水解，失去活性，在我们体内的半衰期也很短，仅有 1~2 分钟。因此，为了使 GLP-1 更好地应用于临床，我们就必须要"驯服"它们，让它们能够长时间并保持活力地参与胰岛素分泌。科学家们不断地对此进行深入研究，对天然 GLP-1 的结构进行了改造，开发了一系列的 GLP-1 受体激动剂。

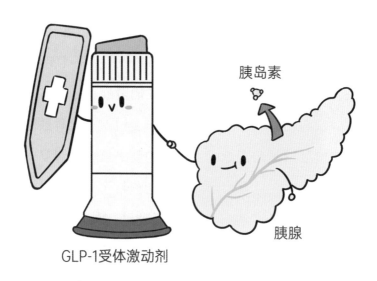

GLP-1受体激动剂

GLP-1 受体激动剂非常懂得"扬长避短"，继承了天然 GLP-1 的优势，却还能避免被降解，从而能长期、有效地参与胰岛素分泌。而且 GLP-1 受体激动剂还特别会"见机行事"。GLP-1 受体激动剂作为一种降糖药物，在人体血糖升高时，会刺激胰岛素分泌，而人体血糖降低并趋于正常时，GLP-1 受体激动剂刺激胰岛素分泌的作用就会减弱，使得胰岛素分泌减少。可以说 GLP-1 受体激动剂以葡萄糖

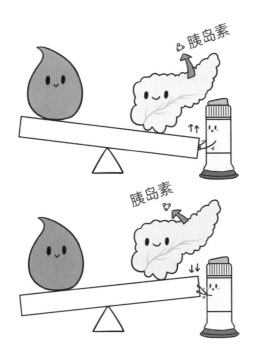

依赖的方式来刺激胰岛素分泌，既可以"单兵作战"，也可以与其他
药物"联合作战"。

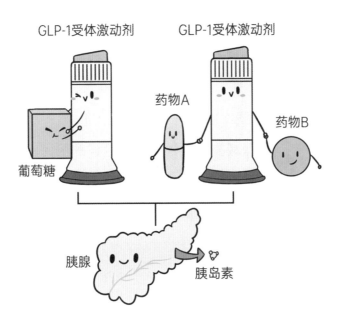

目前已经在我国上市的 GLP-1 受体激动剂根据作用时间的长短可划分为短效的和长效的 GLP-1 受体激动剂，但均为注射制剂，也就是需要通过皮下注射的方法给药。其中，短效 GLP-1 受体激动剂需一日多次进行皮下注射，长效 GLP-1 受体激动剂可一日一次或一周一次进行皮下注射。关于注射方法，每种 GLP-1 受体激动剂的注射装置不同，注射方法也有所差异，所以一定要遵从医生的处方和指导，掌握正确的注射方法。

GLP-1 受体激动剂作为一种注射药物，其主要作用是通过刺激胰岛素分泌来调节血糖，但它也有减重的作用，而且在减重方面具有很大的优势。

随着人们生活水平的提高，加上在众多美食面前，很多人常常怀着一种"唯美食与爱不可辜负"的心态，不想错过任何一份美味，尤其是年轻人，热衷于"奶茶文化"，容易造成糖分摄入超标。同时，我们的其他生活方式也在不知不觉中发生着改变，比如久坐办公、运动减少、营养过剩等，这些都使肥胖的发生率逐年攀升。于是，控制体重也成为困扰很多"糖友"的棘手问题。很多患者试图通过单纯的生活方式干预来控制体重，但事与愿违——面对美食总是很"贪心"，在减重的道路上不断受挫。

经常有患者在控糖减重的过程中出现这样的困扰："我吃完饭一会儿又饿了，总是想吃东西，根本停不下来，就是管不住自己的嘴。"此时，就要请出 GLP-1 受体激动剂这个"救兵"来帮你了。这一类药物能够减慢胃排空，并在神经中枢产生抑制食欲的效应，减少饥饿感，进而减少人体对食物的摄入。这样一来，便能降糖、减重"两手抓"。

一系列的研究发现，GLP-1受体激动剂的降糖能力和减重效果都较为显著。但无论是降糖还是减重，不同的GLP-1受体激动剂总是有它们自己的"想法"，最终通过不同的降糖能力、特点及减重效果来"自我表现"。既往的一些研究显示，艾塞那肽可使2型"糖友"的体重下降达1.69kg，利拉鲁肽治疗可使体重降低达2.51kg，利司那肽治疗可使体重降低达0.90kg。经过每周1次皮下注射艾塞那肽周制剂2mg，治疗28周，受试者的体重可下降1.2~1.5kg；每周1次注射司美格鲁肽周制剂（2.4mg）并结合生活方式干预，20周可使肥胖患者减重10.6%。对中国患者的研究显示，在超重或肥胖型的2型"糖友"中使用司美格鲁肽，可以使其体内糖化血红蛋白降低1.8%，体重下降4.2kg。

　　总之，GLP-1受体激动剂能刺激胰岛β细胞分泌胰岛素，也能通过多种机制改善患者的胰岛素抵抗状态进而提升胰岛素的作用，同时还能有效控制患者的体重。以上这些作用都能够帮助2型"糖友"实现糖尿病逆转。

　　对于不同的GLP-1受体激动剂总是有它们自己的"想法"这件事，医生表示尊重。所以在临床应用时，医生会在患者起始GLP-1受体激动剂治疗之前进行充分、系统的评估，根据每位患者的不同特点推荐使用不同的GLP-1受体激动剂，并指导患者学习注射方法，为患者制定个体化的用药方案。因为不同患者在使用GLP-1受体激动剂后的效果及可能产生的不良反应是千差万别的，所以在应用之后，患者还应按照医嘱定期随访复查，便于医生及时调整治疗方案。

　　上文讲了GLP-1受体激动剂有很多优势，那这一类药物的安全性如何呢？应用时需要注意什么问题？应用后可能出现哪些不良反应？

　　首先，GLP-1受体激动剂的整体安全性良好，可以放心应用，但要注意，有一部分人是不适宜应用GLP-1受体激动剂的，主要包括：甲状腺髓样癌（MTC）患者、既往有胰腺炎病史的患者、2型多发性内分泌肿瘤综合征（MEN2）患者、处于妊娠期或哺乳期的患者和18岁以下的人群；假如患者的肾功能、肝功能异常，也需要在医生的指导下用药。

　　总的来说，GLP-1受体激动剂很"优秀"，但偶尔也有"叛逆"的时候。使用GLP-1受体激动剂之后，患者可能会有一些不良反应，最主要的就是胃肠道反应，包括腹泻、恶心、腹胀、呕吐等，而且这些不良反应会随着药物剂量的增加而加重。不过GLP-1受体激动剂也不会一直"叛逆"下去，引起的不良反应主要发生在药物治疗初期，一般患者无须停药，随着使用时间的延长，不良反应会逐渐减轻。当然，GLP-1受体激动剂的"叛逆"也是可以预防的。在临床中，为了减少胃肠道不良反应的发生，医生会建议患者从小剂量起始，再逐步加量。因此，患者在使用GLP-1受体激动剂过程中，如果出现轻至中度的胃肠道反应，不必过度担忧，继续观察即可，如若出现较为严重的症状，则需要及时就诊。

　　除了胃肠道不良反应，GLP-1受体激动剂还可能会导致患者出现低血糖症状，但这并不是它的"叛逆"所致。因为GLP-1受体激动剂能够"见机行事"地调节血糖，所以患者在单独使用时，很少会发生低血糖。但如果GLP-1受体激动剂需要与其他药物或者胰岛素"联合作战"，我们就要警惕低血糖的发生了。

（2）控制血糖的终极法宝——胰岛素

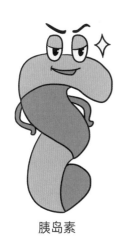

胰岛素

人体进食后，食物中的碳水化合物经过消化作用会分解成葡萄糖进入血液，这就形成了我们常说的血糖。当血糖升高时，胰腺的胰岛 β 细胞分泌的胰岛素就会发挥作用。胰岛素就像一把钥匙，能够打开人体细胞上的小通道，让血液里的葡萄糖进入细胞，这时细胞就会以葡萄糖为原料为我们的身体提供日常活动所需的能量。

胰岛素的主要生理作用是调节代谢过程，所以当血糖浓度升高时，胰岛 β 细胞就要更加努力地分泌胰岛素，这样才能促进组织细胞对葡萄糖的摄取和利用，进而维持人体血糖平衡。这也就意味着，胰岛 β 细胞需要持续激活以应对这种高血糖状态。久而久之，就会形成一个恶性循环：胰岛 β 细胞为了有效地"控制"高血糖，便分泌出更多胰岛素来降低血糖，但事与愿违，超负荷的"工作强度"使得胰岛 β 细胞过度消耗，进一步加重了高血糖，而这种高血糖状态又反过来使胰岛 β 细胞的功能更加恶化，并不断地恶性循环下去。所以，逆转胰岛 β 细胞的"压力"，打破这种恶性循环，最有效的手段便是进行胰岛素强化治疗，尤其是对于一些新确诊的 2 型糖尿病患者来说，胰岛素强化治疗能够帮助其逆转糖尿病。

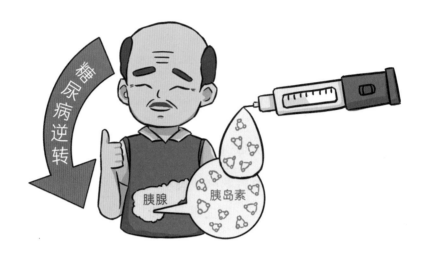

目前，已经有充分的证据表明，在新确诊的或病程短的 2 型糖尿病患者中，短期胰岛素强化治疗可以改善其体内胰岛 β 细胞功能和胰岛素抵抗状态。一项在中国新确诊的 2 型糖尿病患者中开展的研究显示，如果给予空腹血糖（FBG）大于 11.1mmol/L 的患者持续皮下注射胰岛素治疗 2 周，在治疗后第 3 个月、6 个月、12 个月、24 个月时，受试者的 2 型糖尿病的逆转率分别是 72.6%、67%，47.1%、42.3%；一项来自韩国的研究显示，对于那些平均病程 7.2 年且口服降糖药物和 / 或胰岛素治疗血糖控制仍然不佳的 2 型糖尿病患者，接受 53.6 天 ±38.9 天短期持续皮下输注胰岛素强化治疗后，34.4% 的患者可以获得约平均 13.6 个月 ±8.9 个月的 2 型糖尿病逆转；一项在加拿大糖尿病患者中开展的研究显示，对 2 型糖尿病早期患者给予胰岛素强化治疗 48 周后，有 56% 的患者实现 2 型糖尿病逆转。其实很多国家和地区都开展过类似的研究，在这里就不一一列举了，相信这一系列的数据肯定能使大家信心倍增。但目前还没有在超重或肥胖的 2 型糖尿病患者中对比过生活方式干预和短期胰岛素强化治疗的效果，所以切勿盲目使用胰岛素强化治疗。

对于 2 型糖尿病患者来说，虽然胰岛素强化治疗能够帮助其实现糖尿病逆转，但是也要注意，胰岛 β 细胞的功能是随着病程的延长而逐渐下降的。现有的科学证据也显示，早期、短期的胰岛素强化治疗并不能改变糖尿病患者未来的胰岛 β 细胞功能的下降进程。

如今，临床中可供选择的胰岛素种类五花八门，下面简单地介绍一下胰岛素的种类。

根据作用时间的长短，胰岛素大致可以分为 4 类，分别是速效胰岛素、短效胰岛素、中效胰岛素和长效胰岛素。顾名思义，速效胰岛素起效最快，数分钟即可发挥作用，持续时间短，为 4~5 小时；长效胰岛素 2~4 小时起效，可持续作用长达 20~24 小时；短效胰岛素和中效胰岛素的效果介于速效和长效之间。此外，还有新型的超长效胰岛素，其作用时间更长、更平稳。除了以上类型的胰岛素，还有一种叫作预混胰岛素，比如在速效或短效胰岛素中加入鱼精蛋白（中效胰岛素的主要成分），其中有一部分胰岛素"近朱者赤"，会变成中效胰岛素的成分，这样一来，就会得到按一定比例速效或短效胰岛素和中效胰岛素混合的胰岛素，这就是预混胰岛素。

胰岛素是控制血糖的"终极法宝"，较为推荐的胰岛素强化治疗包括每日多次皮下注射胰岛素（MDI）和持续皮下胰岛素输注（CSII）。

每日多次皮下注射胰岛素也就是我们常说的"三短一长"方案。"三短"是指每日 3 次餐前应用餐时胰岛素（速效或短效胰岛素），"一长"则是指每日 1 次应用基础胰岛素（中、长效胰岛素或超长效胰岛素）。有的患者可能会好奇，为什么是餐前应用呢？为什么应用了餐时胰岛素还要用基础胰岛素呢？其中，餐时给予的短速效胰岛素是为了帮助患者控制进餐引起的餐后血糖升高，而中长效胰岛素则是为了帮助患者控制全天的基础血糖。这样的安排能够很好地模拟人体胰岛素分泌的生理状态，既可以为患者全天的血糖保驾护航，也灵活地调整了胰岛素剂量。另外，还可以应用每日 2~3 次预混胰岛素注射的模式进行胰岛素强化治疗。

在持续皮下胰岛素输注中，胰岛素泵装置可以通过程序控制，持续地向人体内输注胰岛素。在使用胰岛素泵时，医护人员会在患者的腹部或者臀部皮下植入一根细管，将细管与胰岛素泵相连，胰岛素泵释放的胰岛素可以通过这根细管输注到患者体内。胰岛素泵可以被安置在衣服下、别在腰带上或者放在裤子口袋中，在洗澡或进行一些有肢体接触的运动时可以暂时取下来。用胰岛素泵向患者输注胰岛素的治疗方式和前文我们所说的"三短一长"方案是一致的，都包括输入基础胰岛素和餐时胰岛素，不同之处在于使用胰岛素泵输入基础胰岛素时是以持续输注的方式给药。持续皮下胰岛素输注相较于每日多次皮下注射胰岛素的方案，更加精准和便利，但使用胰岛素泵的费用相对更高，对医护人员的医疗技术要求也更高。

那么，胰岛素治疗适合哪些患者呢？血糖升高明显，即糖化血红蛋白 ≥ 10%、空腹血糖 ≥ 11.1mmol/L 并伴有明显高血糖症状或出现酮症酸中毒的 2 型糖尿病患者，可以辅助应用短期、早期胰岛素强化治疗。

高血糖的症状表现为口渴、饮水量增加、尿量增加、食量增加、短时间内体重下降明显，也就是我们经常说的"三多一少"。还有一些患者可能表现出不典型的症状，包括容易疲倦、视物模糊、皮肤瘙痒、情绪改变等。此外，当人体的血糖明显升高时，胰岛 β 细胞分泌的胰岛素处于"供不应求"的状态，也就是胰岛素分泌过少。此时，人体组织细胞的"门"多"钥匙"少，血液中的葡萄糖就不能被很好地利用。而我们的身体作为一台机器，为了保证能够正常"运作"，就会以脂肪作为原料进行供能，脂肪"产"能后会留下一种叫作酮体的"废料"。随着酮体的堆积，人体的血液会被酸化，最终就会出现前文所说的糖尿病酮症酸中毒（DKA）的情况。轻、中度的糖尿病酮症酸中毒患者可能会出现口干、多尿、容易疲惫、易怒、视物模糊等症状，中度的糖尿病酮症酸中毒患者可能会出现深大呼吸、呼气中有烂苹果味道、腹痛，甚至呕吐、腹泻等症状。糖尿病酮症酸中毒是一种较为严重的糖尿病急性并发症，建议应用胰岛素治疗。

总之，如果你的血糖升高明显且伴有上述症状，请及时到医院就诊，医生会为你详细地检查血糖水平、胰岛细胞功能等情况，并根据你的具体病情为你评估是否适合应用胰岛素强化治疗。当糖尿病酮症酸中毒得以纠正、高血糖状态明显得到改善时，医生还需要对你的病情进行重新评估。如果符合逆转 2 型糖尿病的基本条件，那么就可以采用改善体重的非胰岛素治疗措施，从而帮助实现 2 型糖尿病的长期逆转。

在临床中，有不少患者对使用胰岛素有抵抗心理，经常会有这样的疑问："胰岛素是一种激素，应用起来安全吗？会不会产生依赖性？""一旦启用了胰岛素，是不是要一直用呢？"

其实，胰岛素是维持人体正常血糖代谢的一种重要激素，正确地使用对身体没有害处，而且人体对胰岛素没有依赖性，是不会上瘾的。至于胰岛素究竟要使用多长时间，这主要取决于患者的病情，即患者的糖尿病病程、胰岛 β 细胞功能、血糖控制情况、是否存在应用其他药物的禁忌证等。一些病程较长、胰岛 β 细胞功能较差、其他非胰岛素降糖药物控制效果不佳或存在应用其他非胰岛素降糖药物禁忌证的患者，可能在短期强化治疗之后仍然需要接受胰岛素治疗。

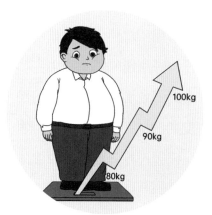

体重增加

既然有患者会抵抗注射胰岛素，那么也会有一些患者认为胰岛素是"万能药""不伤肝不伤肾"，希望"只打针不吃药"，这其实也是片面的。

虽然胰岛素作为一种能有效控制血糖的治疗药物，一直保持着安全、可靠的"形象"，但我们也要允许它有"叛逆"的时候。使用胰岛素也会产生相应的副作用，主要包括体重增加和低血糖风险，这都是我们在糖尿病治疗过程当中不希望出现、需要尽量避免的。

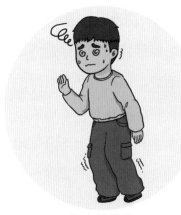

低血糖风险

在使用胰岛素治疗时，患者需要特别警惕低血糖的发生。当发生轻、中度低血糖时，患者会出现手抖、出汗、面色苍白、头晕头痛、有饥饿感等症状，也有患者会表现出情

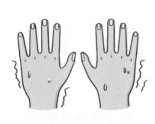

手抖、出汗

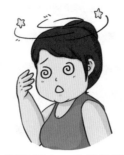

面色苍白、头晕头痛

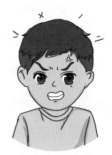

情绪上的改变

绪上的改变，严重时可能会发生抽搐，甚至昏迷。胰岛素使用量过大、没有摄入足够的碳水化合物、体力活动不适当、应激状态下、饮酒等因素都会导致低血糖的发生，所以在使用胰岛素期间应尽量避免上述诱因。

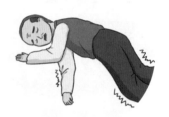

抽搐、昏迷

　　如果出现了低血糖，要如何处理呢？轻、中度低血糖者可以食用快速起效的碳水化合物，如糖果、果汁、含糖饮料等，等待 10～15 分钟后复测血糖。如果血糖仍然没有达到目标值，则需要继续食用快速起效的碳水化合物。恢复后要积极寻找、分析引起低血糖的原因，并尽量避免。如果是胰岛素剂量不适宜导致的，则需要寻求医护人员的帮助，调整胰岛素剂量。此外，我们建议应用胰

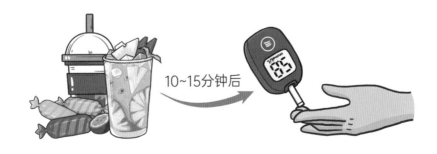

10~15分钟后

岛素治疗的"糖友"于居住地、办公场所常备快速起效的碳水化合物，外出时也应随身携带，以及携带糖尿病自我保健卡片，清晰地记录个人的基本信息、病情及联系人信息，以备发生低血糖昏迷或其他紧急情况时为他人施救提供参考。

要想胰岛素用得好，注射方法要学得好，所以在使用胰岛素前应学会正确的胰岛素注射方法。人体适合胰岛素注射的部位包括腹部、大腿外侧、上臂外侧和臀部，选取这些部位主要是因为这些部位有一层适合胰岛素吸收的皮下脂肪层而且神经分布少，引起的痛感较小。位置选得对，才能吸收好、疼痛少。另外，也要注意注射的深度，确保注射在皮下，而不要注射至肌肉层。

胰岛素注射的具体操作方法如下。

❶ 清洁双手，在注射前用75%的酒精对注射部位的皮肤进行消毒，然后用拇指和食指或联合中指捏起皮肤，再进行注射。

❷ 注射时进针要快，进针的角度与皮肤呈45度（消瘦的患者）或90度（正常体重或肥胖的患者）。

❸ 注射完毕后拔针，要用干棉签按压针眼30秒以上，按压时间不足容易引起皮下瘀血或出血。

注意：注射后不要揉或挤压注射点，以免影响胰岛素发挥作用。

有不少患者抵抗胰岛素治疗并不是信不过胰岛素，而是"恐针"，针对这类患者，我们推荐其使用无针注射。目前，无针注射技术在临床中已经应用得越来越广。无针注射器通过内部的压力装置产生压力，推动药管中的药液进入人体皮下。无针注射不仅能消除患者对注射的恐惧心理、减轻注射过程中的疼痛感，而且能够减少患者局部皮肤的不良反应，是"恐针"患者的优选。

在应用胰岛素治疗阶段，患者除了需要掌握正确的注射方法，还需要注意胰岛素的合理保存。未开封的胰岛素可以放在冰箱冷藏室靠近冰箱门的位置保存。因为温度过低时，胰岛素会凝固变形，结成晶体，因此不能将胰岛素放在 2℃以下的环境中，如冰箱冷冻室。已经开封的胰岛素，只需要放在阴凉、避光处就可以了，胰岛素在室温（20℃，一般不超过 30℃）下可以保存 30 天，30 天内未使用完的胰岛素不建议继续使用，以免影响降糖效果。

❸ "1＋1＞2"：
逆转糖尿病的联合治疗方案

目前在我国获批上市的降糖药物中，二甲双胍、阿卡波糖、SGLT-2 抑制剂和 GLP-1 受体激动剂，可以不同程度地降低患者体重。还有一些降糖药物虽然不能够降低体重，但可以改善胰岛素抵抗状态，同样可以辅助实现 2 型糖尿病的逆转，如噻唑烷二酮类药物，也就是临床中应用的吡格列酮。患者的血糖较高，单药治疗无法实现理想的血糖控制时，可以考虑联合使用降糖药物。

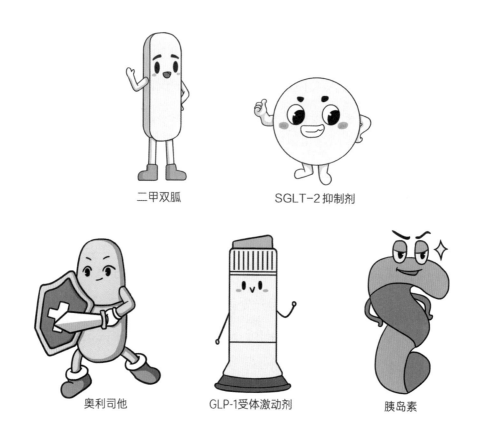

二甲双胍

SGLT-2抑制剂

奥利司他

GLP-1受体激动剂

胰岛素

下面列举 2 种常用的有助于逆转 2 型糖尿病的联合用药方案。

（1）二甲双胍＋SGLT-2抑制剂＋GLP-1受体激动剂

前文我们讲述了关于二甲双胍、SGLT-2 抑制剂和 GLP-1 受体激动剂的知识，大家会发现，这 3 类药物都具备降糖和控制体重的作用。因此，这 3 种降糖药物联合使用——"强强联手"，可以更有力地改善患者的血糖和体重。而且三者之间的"矛盾"很少，发生低血糖的风险也低，是一种行之有效的逆转 2 型糖尿病的手段。

（2）二甲双胍＋噻唑烷二酮＋GLP-1受体激动剂

噻唑烷二酮是一类胰岛素增敏剂，可以改善胰岛素抵抗状态。噻唑烷二酮不像 GLP-1 受体激动剂能刺激胰岛素的分泌，而是通过增强周围组织对胰岛素的反应，从而起到促进周围组织对葡萄糖利用的作用。这一类药物具有引起体重增加的副作用，但与二甲双胍、GLP-1 受体激动剂联合"作战"，可以很好地发挥长处，针对 2 型糖尿病的病理生理机制达到逆转 2 型糖尿病的效果，是一种有效的联合治疗手段。

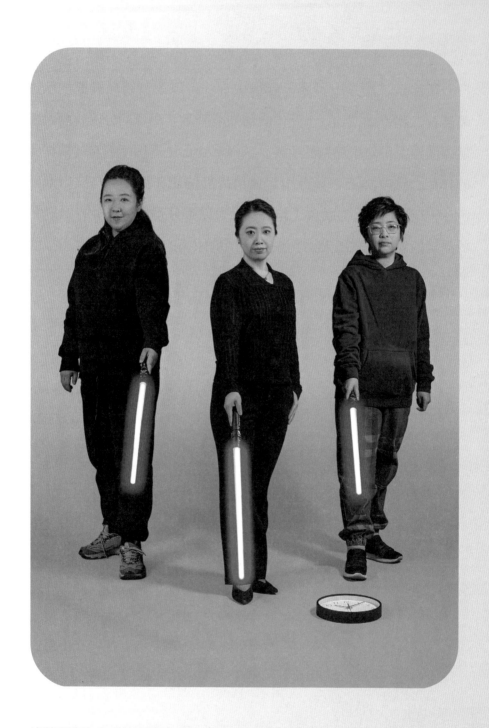

出镜者均为本书编者团队成员（从左至右）：房芳、罗樱樱、郭春燕。

chapter

6

第六章

肥胖型"糖友"的福音：
代谢手术 12 问

一次偶然成就了一个发现,这个发现成了胖"糖友"的福音。

1925 年,著名医学刊物《柳叶刀》发表了一篇病例报道:一名患有糖尿病的十二指肠溃疡患者在接受胃空肠吻合术后,出现了术后"副作用"——尿里的葡萄糖消失了。即使患者体内又补充了碳水化合物,尿里依旧不见葡萄糖的"身影"。

尿里的糖消失了,血糖下降了。如果不算意外的话,这次手术可以算得上治疗糖尿病最早的"代谢手术"了。由于受到了关注,此后相似的报道陆续出现。

2015 年,一项临床研究证实,大多数接受了胃肠道手术的"糖友"都不再需要靠注射胰岛素控制血糖了,这种状态甚至可以一直持续到术后至少 5 年。

1 代谢手术，名字从何而来

代谢手术，以前又叫作减重手术，其主要目的就是帮助重度肥胖的患者减轻体重。但是随着越来越多的肥胖患者接受减重手术，人们开始发现这种手术不仅能够减轻体重，还能治疗很多与肥胖相关的代谢性疾病，如糖尿病、高血压，因此现在减重手术又有了新的名字——代谢手术。

2 做手术也能改善健康吗

多年以前，就有研究报道，严重肥胖的患者通过节食、运动等措施减肥很难获得最佳效果。近些年的研究显示，对于严重肥胖的患者，接受代谢手术是唯一效果显著且能够长期保持减重效果的方式。同时，代谢手术还可以明显改善患者的健康状态，包括逆转或治愈一些以往存在的疾病，从而延长他们的寿命。这些可能得到逆转的疾病包括糖尿病、高血压、睡眠呼吸暂停综合征、脂肪肝、多囊卵巢综合征等。

3 接受代谢手术后，"糖友"的病情能够获得逆转吗

代谢手术可以使糖尿病患者的病情实现一定程度的逆转，术后多

数患者可以减少用药剂量或者用药种类，有些患者甚至可以停药。但是并不是所有患者都可以通过接受代谢手术来实现糖尿病的逆转。一般来讲，如果你患的是 2 型糖尿病，得病时间尚不太长，医生评估你的胰岛细胞功能尚可，同时你又超重或肥胖，那么大多数情况下，你可以通过接受代谢手术实现糖尿病的逆转。

4 哪些人适合做代谢手术

有些患者不禁要问："我适合做代谢手术吗？"如果你已经年满18 周岁，曾尝试过多种减肥方法仍然未能成功减轻体重，同时为了自己的健康你愿意做出终生改变不健康生活方式的承诺，那么代谢手术可能是你正确的选择。

如果你想接受代谢手术，首先请计算你的 BMI。如果你的BMI ≥ 37.5kg/m^2；或 BMI ≥ 32.5kg/m^2，且合并糖尿病、高血压、高脂血症、睡眠呼吸暂停综合征、骨关节炎、胃食管反流等任何一种疾病；或 27.5kg/m^2 ≤ BMI < 32.5kg/m^2，合并糖尿病，目前应用4 种或以上的降糖药物（包括口服降糖药或注射制剂），血糖仍然控制很差；若你满足以上 3 种情况中的任意一种，则初步判断你属于可以考虑接受代谢手术减轻体重的人群。

不过，接受代谢手术是一个改变生活的重大决策，因此建议你在手术前到医院找专业的医生对你的健康状态进行仔细评估。

5 代谢手术怎么做

　　常见的代谢手术方式主要包括两种：一种是袖状胃手术；另一种是胃旁路手术。这两种手术方式也是国际上应用最普遍且有效性、安全性均获得肯定的两种术式。手术均为轻微创伤手术（通过腹腔镜进行），且疼痛少、恢复速度快。

腹腔镜创口示意图

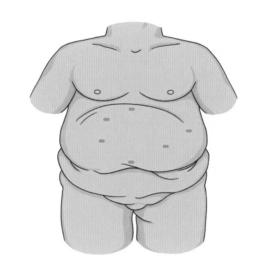

（不同手术方式的创口可能与图示不完全一致）

（1）袖状胃手术

　　这种手术方式需要将胃部通过手术切除 80%～85% 的体积。手术时间通常为 1～2 小时。一般来讲，该手术并发症的发生率为 2%～5%。

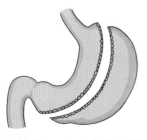

袖状胃切除手术示意图

袖状胃切除一般能够减轻多余体重的55%~65%，或25~35kg体重。

术后1年一般能够达到体重下降的高峰，之后需要维持健康的饮食及规律运动才能巩固手术带来的体重减轻。

一般来讲，接受腹腔镜代谢手术的患者需要住院5~7天，手术后2~4周能够恢复日常生活与工作。

每个准备接受代谢手术的患者均需要在手术前一段时间按照医生指导进行特定的饮食调整，目的是尽可能减小肝脏的体积从而降低手术风险。

（2）胃旁路手术

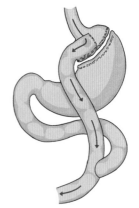

胃旁路手术示意图

这种手术方式需要通过外科手术制作一个30ml的小胃囊，这个小胃囊的大小和一个鸡蛋类似。之后，医生会通过手术的方式将小肠连接到这个小胃囊上。通过这种方式，小胃囊可以使患者少量进食即产生饱腹感；另外，食物会绕开胃部和小肠的最上段，延长食物与消化液汇合的时间，从而降低食物吸收比率，从两个方面达到减重的效果。这种手术一般需要进行2~4小时，并发症的整体发生率为5%~10%。

需要注意的是，术后患者可能不能长期服用非甾体抗炎药（如阿司匹林、布洛芬、对乙酰氨基酚等），因为长期服用这类药物可能会增加剩余胃制成的小胃囊与小肠之间溃疡的发生风险。如果你因为某些疾病需要服用这些药物，请务必告知医生，在医生的指导下服用。

胃旁路手术一般能够减轻多余体重的 65%~70%，或 35~50kg 体重。

术后 1 年一般能够达到体重下降的高峰，之后需要维持健康的饮食及规律运动才能巩固手术带来的体重减轻。

一般来讲，接受腹腔镜代谢手术的患者需要住院 5~7 天，手术后 2~4 周能够恢复日常生活与工作。

每个准备接受代谢手术的患者均需要在手术前一段时间按照医生的指导进行特定的饮食调整，目的是尽可能减小肝脏的体积从而降低手术风险。

⑥ 接受代谢手术可能存在哪些风险？这些风险发生的概率高吗

如今的代谢手术都采用微创的方式施行，整体来讲安全性很高，术后出现严重并发症的概率与胆囊手术类似。当然，虽然是微创，但是代谢手术依然是一个有创伤的操作，手术风险肯定还是有的。不过随着手术方式的不断改良，手术器械的不断改进，由具有丰富经验的医生进行的手术操作大多安全性很高。

7 在接受代谢手术前，
医生会为我做哪些评估

在接受代谢手术前，医生会为患者进行综合评估，评估的内容主要包含3方面：第一方面是评估有无其他疾病导致的肥胖，比如肾上腺疾病、脑垂体疾病等，如果排除了这些原因，那么就可以诊断为原发性肥胖；第二方面是肥胖已经导致了哪些代谢异常，比如血糖、血压、血脂、尿酸是否正常等，如果已经发生代谢异常，则需要在手术前先将这些指标控制在可耐受手术的范围内；第三方面是有无做手术的禁忌证，比如严重的胃部疾病、肥胖导致的呼吸功能障碍（这有可能影响手术麻醉后的苏醒）等。

8 术后出院时，
我有什么需要特别注意的事项吗

术后出院时患者需要注意：能够耐受流质饮食，并保证充足的液体摄入（2000ml或2kg液体）；每日保证步行30~45分钟；术后2~4周避免提重物（5kg及以上）；如果服用具有镇静麻醉作用的止痛药，不要开车；不要泡澡或游泳（可以淋浴）。

9 代谢手术可能会有哪些副作用

多余的皮肤：体重减轻达到最大程度时可能导致皮肤松弛和多余的皮肤出现，这些多余的皮肤可能导致皮疹和感染。如果需要，可以考虑咨询整形外科医生是否可以进行整形手术切除多余的皮肤。

胆囊结石：在手术后6个月或体重减轻最迅速的时期可能会发生胆囊结石。为了预防胆囊结石和胆囊炎的发生，我们建议患者在术后6个月服用熊去氧胆酸（一种药物，但可能需要自费使用）。如果你已经切除了胆囊，则不需要服用该药物。

体重反弹：研究显示大多数人在最终达到稳定状态前会有小幅度体重反弹（体重的5%～10%），这是正常现象。能否长期保持体重，不仅和健康的生活方式（健康饮食、规律运动）息息相关，而且和遗传背景（个人的基因）、年龄、性别、压力大小、社会及家庭成员的支持状态紧密关联。我们希望患者能够按照要求定期到医院肥胖与减重门诊进行随访，接受医生的指导。

10 做完代谢手术之后，在饮食方面需要注意什么

代谢手术需要患者保证终身做到：监测自己的饮食，维持健康饮食；服用维生素或其他必需的营养素补充制剂；保持规律的运动；定期到医院进行随访。

手术后，患者将在不同阶段进行不同的饮食，这样能更快地恢复并维持长期的体重减轻。需要注意的是，术后患者的饮食口味、习惯或者对某种食物的耐受程度均可能发生变化，这种变化因人而异。维生素的补充也非常重要，因为接受代谢手术之后某些营养素可能不能再被吸收。

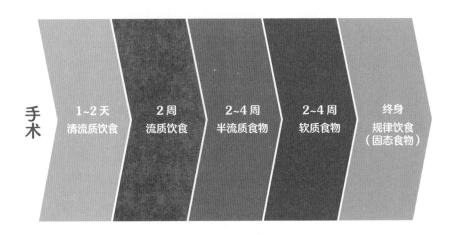

代谢手术后食物选择示例

手术
1~2天 清流质饮食
2周 流质饮食
2~4周 半流质食物
2~4周 软质食物
终身 规律饮食（固态食物）

清流质饮食选择示例：白开水、过滤清汤、运动饮料（1：1加水稀释）、过滤不加糖的果汁（1：1加水稀释）、蜂蜜水等。

流质饮食选择示例：去油清汤、米汤、米浆、薏仁浆、豆浆、牛奶等。

半流质食物选择示例：汤面、面片汤、菜糊等。

软质食物选择示例：软面包、面条、菜泥、果泥等。

术后饮食目标：每日70g蛋白质，每日2L（2kg）液体，每次进食不宜过多，避免食用甜食，避免饮用碳酸饮料。

11 做完代谢手术之后，除饮食外有什么特殊注意事项吗

运动：为了达到最大幅度的体重减轻，并长期保持健康体重，你需要保证每周至少有 5 次进行规律运动，每次运动 30~45 分钟，建议运动形式包括有氧运动（如慢跑、游泳、骑车等）及抗阻运动（如做俯卧撑、举哑铃、器械运动等）。

妊娠：女性肥胖患者减轻体重后可能增加受孕的概率，建议你在手术后 12~18 个月避孕，因为该时期是你达到最大幅度减重的阶段。

12 做完代谢手术之后，血糖还会再次升高吗

糖尿病持续逆转有赖于患者在手术后能否持久地保持健康的生活方式。因为糖尿病是一种和不良生活方式密切相关的疾病，所以，如果你在术后不能坚持健康饮食和规律运动，那么你的体重仍有可能反弹，也有可能会触发血糖的再次升高，因此维持健康的生活方式是长期保持正常血糖的关键。

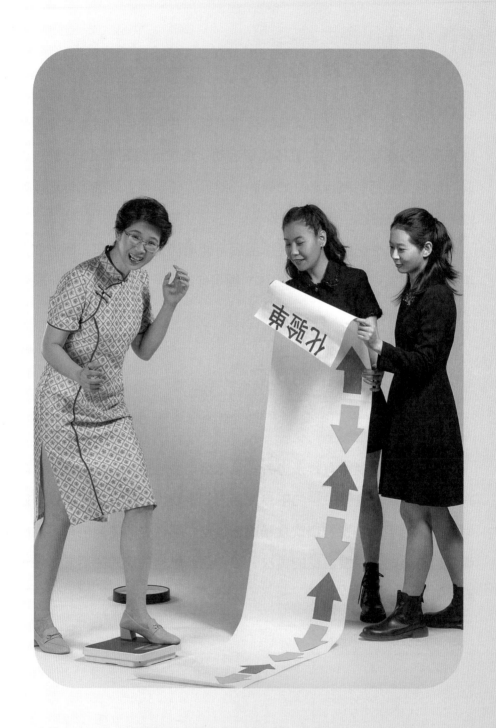

出镜者均为本书编者团队成员（从左至右）：吕芳、王晶、王亚慧。

chapter

7

第七章

如何评价
糖尿病逆转效果

1 评价糖尿病是否逆转主要看哪些指标

评价糖尿病是否逆转，仍然需要强调糖尿病逆转的定义。糖尿病逆转用于描述 2 型糖尿病代谢持续改善至接近正常水平。专家们认为，已实现糖尿病逆转的人群，尽管其血糖能达到正常水平，但其胰岛素抵抗和胰岛 β 细胞功能障碍可能仍然存在。

相信大家对糖尿病诊断标准已经比较清楚：空腹血糖≥7.0mmol/L，糖化血红蛋白≥6.5%。因此，评价"糖友"是否达到逆转状态也主要看上述血糖指标，糖尿病逆转应定义为糖化血红蛋白恢复到小于6.5%，并且在没有常规降糖药物的情况下至少维持3个月。但是，当"糖友"患有血红蛋白病或其他导致红细胞存活改变的疾病时，其糖化血红蛋白测定会不准确，替代标准是空腹血糖＜7.0mmol/L，或根据连续血糖监测数据估算的糖化血红蛋白＜6.5%。同时需要强调，在服用降糖药物的情况下，血糖达到上述指标，仅代表糖尿病控制达标，不代表糖尿病逆转成功。

2 怎么才能做好自我血糖监测

自我血糖监测（SMBG）是糖尿病管理中的重要组成部分，指的是"糖友"用血糖仪检测手指尖的毛细血管全血葡萄糖，所测得的是"糖友"某个时间点的血糖值，这可以反映实时血糖水平，也可以反映糖代谢紊乱的程度。根据血糖监测数据，医生可以评估降糖治疗效果，并为患者制订合理的饮食、运动、用药等治疗方案。

糖尿病患者的基本监测点为空腹、三餐前和餐后 2 小时，监测数据可以帮助患者了解血糖基线水平，如果你存在夜间低血糖风险，可根据情况加测睡前和夜间血糖。你可以根据自身血糖控制情况，选择血糖监测时间点。

血糖监测时间点的适用范围

监测时间点	适用范围
餐前	血糖水平较高，或有低血糖风险时
餐后 2 小时	空腹血糖已得到良好控制，但糖化血红蛋白仍不能达标者；需要了解饮食和运动对血糖的影响者
睡前	注射胰岛素的患者，特别是晚餐前注射胰岛素的患者
夜间	经治疗血糖已接近达标，但空腹血糖仍高者；或疑有夜间低血糖者

注意：出现低血糖症状时，应及时监测血糖；剧烈运动前后宜监测血糖。

除上述情况外，你也可以根据自身情况选择血糖监测时间点。

根据自身情况进行血糖监测原则

自身情况	监测原则
口服降糖药	可每周监测 2 ~ 4 次空腹或餐后 2 小时血糖
胰岛素治疗	注射基础胰岛素者，应更关注空腹血糖； 注射预混胰岛素者，应更关注空腹和晚餐前血糖
怀疑有低血糖	应随时监测血糖
特殊人群	如围手术期患者、低血糖高危人群、危重症患者、老年患者、 1 型糖尿病及妊娠期糖尿病等患者，应实行个体化监测方案

3 不想扎手指测血糖，还有其他指标评价血糖吗

自我血糖监测是日常血糖管理基础且有效的手段。但是扎手指测血糖会有一定的痛感，特别是注射 4 针胰岛素的患者在调整胰岛素剂量期间，往往每天需要扎 5 次甚至 8 次手指，导致对血糖监测产生抵触心理。但是，如果监测频率不足，则不利于降糖方案调整和自我饮食、运动管理，对血糖控制不利；如果频繁监测，则患者又可能产生焦虑情绪等。同时，自我血糖监测依赖患者的自律性和依从性，因此许多患者无法做到规律地监测血糖。

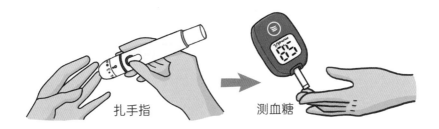

扎手指　　　　　　　测血糖

是否有什么其他血糖指标可以协助评价血糖水平呢？是的，还有糖化血红蛋白（HbA_1c）、糖化白蛋白（GA）等指标和连续血糖监测（CGM）情况可以评价血糖水平。下面和大家一一进行介绍。

（1）糖化血红蛋白

糖化血红蛋白是红细胞中的血红蛋白的珠蛋白 β 链 N 端缬氨酸残基与血液中的葡萄糖通过非酶糖化反应相结合的产物。糖化血红蛋白的含量是由过去的而非即时的血糖浓度决定的。糖化血红蛋白由 HbA_1a、HbA_1b、HbA_1c 组成，其中 HbA_1c 占约 70%，且结构较为稳定，临床上常用作糖尿病控制的监测指标。一般认为，糖化血红蛋白浓度可有效地反映过去 8~12 周平均血糖水平，糖化血红蛋白量不受短期饮食、运动等生活方式变化的影响，可以在任意时间采血测量，是评估"糖友"长期血糖

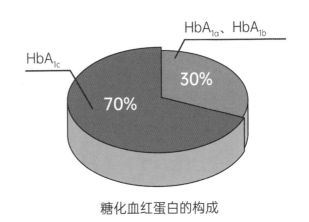

糖化血红蛋白的构成

HbA_1a、HbA_1b

HbA_1c

70%

30%

控制状况的公认标准，也是调整降糖治疗方案的重要依据。但是，糖化血红蛋白量不能反映血糖波动的特征，不能精确反映患者低血糖的风险。因此，需要糖化血红蛋白与自我血糖监测相互补充。另外，如果同时合并血红蛋白病或血红蛋白更新异常，可能导致糖化血红蛋白检测结果不可靠，此时还需要其他指标评估血糖控制情况。

（2）糖化白蛋白

人体血液中的葡萄糖与血清蛋白的 N- 末端发生非酶促的糖基化反应，其中 90% 与血清蛋白链内第 189 位赖氨酸结合，形成高分子的酮胺结构，总称为糖化血清蛋白（GSP），其中 90% 以上为糖化白蛋白。当糖尿病患者的血糖产生波动时，糖化白蛋白较糖化血红蛋白更新速度更快、更灵敏，可反映患者近 2~3 周内的平均血糖水平，是评价患者短期血糖控制情况的良好指标，尤其适用于糖尿病患者治疗方案调整后的疗效评价。但是，糖化白蛋白量不能反映血糖波动特征，需要与自我血糖监测相互补充。另外，有些患者合并如肾病综合征、肝硬化等疾病，存在白蛋白更新速度或浓度异常，可能导致糖化白蛋白检测结果不可靠。

（3）连续血糖监测

连续血糖监测，是通过葡萄糖感应器监测皮下组织间液的葡萄糖浓度而间接反映血糖水平的一种监测技术，可以提供连续、全面、可靠的全天血糖信息，帮助了解血糖波动的趋势。相较于糖化血红蛋白和糖化白蛋白，连续血糖监测能发现不易被传统监测方法所探测到的隐匿性高血糖和低血糖，尤其是餐后高血糖和夜间无症状性低血糖，但是需要对血糖仪进行校正。在进行连续血糖监测期间，自我血糖监测依旧很重要，两者互为补充关系。

4 除了血糖，评价糖尿病逆转还需要看哪些指标

前文提到，评价糖尿病逆转最主要的指标是血糖，但糖尿病逆转除了看血糖，还需要关注其他指标，包括 BMI、体脂率、脂肪肝程度、肌肉含量等。下面列举了实现糖尿病逆转建议达标的数据。

① BMI：BMI ≤ 24kg/m^2（或减重 ≥ 10kg，或体重下降 ≥ 10%）。

② 体脂率：男性 < 25%，女性 < 30%。

③ 脂肪肝程度：得到改善，B 超显示脂肪肝消失，各种肝功能指标恢复正常。

④ 肌肉含量：男性 ≥ 40%，女性 ≥ 35%。

以上提到的数据，你可能不太熟悉，这里利用以下内容给大家进行介绍。

（1）怎么评价肥胖？——BMI

肥胖是一种慢性代谢性疾病，指机体总脂肪含量过多和／或局部脂肪含量增多及分布异常，由遗传和环境等因素共同作用而导致的。肥胖已成为一种全球性"流行病"，2016 年，全球 18 岁以上的成人超重者超过 19 亿，其中超过 6.5 亿人属于肥胖，18 岁及以上的成人中有 39％超重、13％肥胖。要判断超重程度，目前公认首先测量 BMI。BMI 测定容易、结果可靠，且与体脂百分比和体脂含量相关。但应该注意的是，BMI 可能会高估肌肉发达者的肥胖程度，并低估年长者的肥胖程度，因为肌肉含量会随年龄增长而减少。

BMI 是通过体重和身高的平方来计算的，比较方便。基于心血管疾病风险，世界卫生组织（WHO）推荐的 BMI 分类标准如下。

WHO 对成人 BMI 的分类标准

分类	BMI（kg/m^2）
低体重	＜ 18.5
正常体重	18.5 ～ 24.9
超重	25.0 ～ 29.9
肥胖	≥ 30
Ⅰ级肥胖	30.0 ～ 34.9
Ⅱ级肥胖	35.0 ～ 39.9
Ⅲ级肥胖（也称重度肥胖或极度肥胖）	≥ 40

我国根据国人的具体情况，制订了相关参考标准。

中国对成人 BMI 的分类标准

分类	BMI（kg/m^2）
低体重	< 18.5
正常体重	18.5 ~ 23.9
超重	24.0 ~ 27.9
肥胖	≥ 28

你可以根据自己的身高和体重计算 BMI，评价自己的 BMI 在哪个范围内，据此进一步制订切实可行的减重计划，在血糖达标的同时，尽量使自己的 BMI 达标。

（2）评价腹型肥胖——腰围

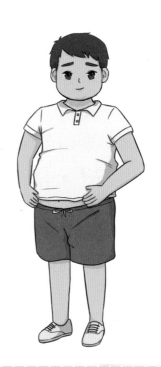

治疗过程中，你可能有以下疑问："我的 BMI 合格呀，为什么医生还让我减重呢？"其实评价肥胖单看体重和 BMI 还是不够的。每个人的"胖"是不完全一样的，有的人是大粗腿，有的人是"将军肚"。即使在 BMI 正常的人群中，我们也会发现，有些人虽然四肢看起来并不胖，但腹部却有大量脂肪囤积，腰围甚至远大于臀围，像大家平时所说的"啤酒肚""将军肚"，也就是我们常说的腹型肥胖。

那么评价腹型肥胖具体的标准是什么呢？大家如何判断自己是否有腹型肥胖呢？腹型肥胖依据腰围来确定，在我国，男性腰围 ≥ 90cm（2.7 尺），女性腰围 ≥ 85cm（2.55 尺），即为腹型肥胖。你可能会问，只胖肚子比胖全身好吧？答案是否定的，腹型肥胖是机体代谢紊乱的标志，更是导致心血管疾病的一个重要的危险因素。腹型肥胖意味着有更多的内脏脂肪。内脏脂肪堆积导致机体处于慢性炎症状态，导致发生脂肪肝、糖尿病和高血压等的风险增加。因此，控制体重和 BMI 的同时，我们还需要关注腰围等反映腹型肥胖的指标。

（3）"虚胖"要不得——体脂率

体重能在一定程度上反映我们的胖瘦，同时测量起来也非常方便，常常被我们当作衡量个体胖瘦的指标。但体重会受多方面因素的影响，如骨骼大小、肌肉比重、水分含量、身体状态等，因此并不能准确地反映身材胖瘦。

所以评价自己到底是胖是瘦，需要测量脂肪组织在身体中所占的比例，也就是体脂率。日常生活中人们常遇到这样困惑：为什么同样身高和体重的人，看着身材如此不一致，比如某些运动员明明和我有差不多的身高和体重，可为什么他们看着身材就那么好？因为除了体重和腰围，"好身材"提醒我们还需要关注体脂率。

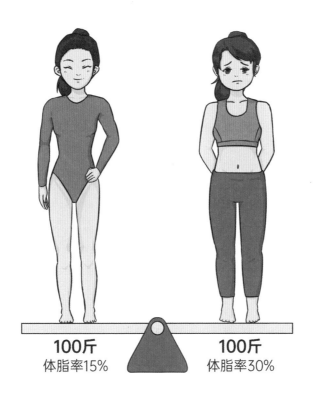

100斤
体脂率15%

100斤
体脂率30%

　　体脂率指的是人体内脂肪重量占总体重的比例，又被称作体脂百分数，可以最直接地反映脂肪含量的多少，代表着"身材的好坏"。同样的体重，体脂率越高，人就显得越臃肿。男性体脂率在 25% 以上，女性体脂率在 30% 以上，则属于肥胖。体脂率高会导致患内分泌系统疾病，而且还有可能引发冠心病、心力衰竭、高血压、2 型糖尿病、卒中、胆囊疾病、骨关节疾病、结肠癌等疾病。

　　下面这个公式，只需要用一条卷尺测出腰围，就能帮助我们估算体脂率。

成年女性的体脂率计算公式：

$$a = 腰围（cm）\times 0.74$$
$$b = 体重（kg）\times 0.082 + 34.89$$
$$体脂率 = \frac{a-b}{体重} \times 100\%$$

成年男性的体脂率计算公式：

$$a = 腰围（cm）\times 0.74$$
$$b = 体重（kg）\times 0.082 + 44.74$$
$$体脂率 = \frac{a-b}{体重} \times 100\%$$

正常成年人的体脂率：男性是17%～23%，女性是20%～27%。因此，在逆转糖尿病阶段，患者需要关注体脂率是否达标，减少发生代谢综合征的风险。

（4）为达到糖尿病逆转，体重是越低越好吗？ ——肌肉含量

既然减重有助于逆转糖尿病，那体重越低越好吗？答案是否定的。真正标准的身材并不是体重不过百，而是"穿衣显瘦，脱衣有肉"，而这样的身材需要在保持低体脂率的前提下，保持住肌肉含量。

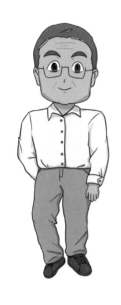

另外，我们常听说"千金难买老来瘦"，这个观念也有偏差。有些老年人体重下降，胳膊和腿细了不少，肚子上的肥肉却越来越多，体力也越来越差。这个时候需要警惕"肌肉减少症"，简称"肌少症"，这是一种与年龄相关的肌肉质量减少的病症，同时还存在肌肉力量和 / 或躯体功能下降。

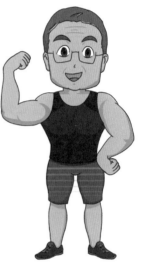

骨骼肌是附着在骨骼上的肌肉，是人体最主要的运动器官、最大的蛋白质储存库和重要的葡萄糖代谢器官。当骨骼肌减少时，人体易出现营养不良和免疫系统损害，引起内分泌代谢异常，增加老年人患流感、肺炎、肿瘤等的风险。从30 岁开始，骨骼肌肌量达到峰值，此后每年减少 1%～2%，骨骼肌力量每年减少 1.5%～3%。肌肉功能下降可能始于 35 岁左右，50 岁后开始加速下降，60 岁后进展加剧，75 岁后下降速度达到顶峰。肌少症与慢性阻塞性肺疾病、糖尿病、肿瘤、心力衰竭等慢性疾病的不良预后显著相关。

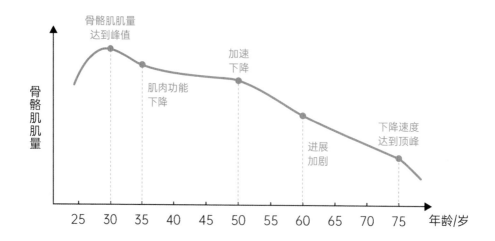

因此，患者在追求逆转状态、减重的同时，需要注意肌肉含量，建议男性肌肉含量≥40%、女性肌肉含量≥35%。目前推荐规律的有氧运动及抗阻运动。

5 逆转糖尿病后，需要注意什么

（1）可以尽情"享受美食"吗

无论是生活方式、药物治疗，还是代谢手术干预，均可减缓糖尿病前期发展到糖尿病，或使已经发生的高血糖逆转并使血糖停留在正常水平（即糖尿病逆转）。目前尚没有任何措施可以通过阶段性的干预有效终止2型糖尿病的自然病程，因此，保持2型糖尿病逆转状态需要长期且持续的干预。

糖尿病达到逆转状态后，患者仍然需要进行饮食营养治疗。尽情"享受美食"，可能导致高糖、高脂肪食物进食过多，热量超标，长期下去，会使体重反弹，不仅不能维持糖尿病逆转状态，反而会使身体处于明显的高血糖状态。因此，糖尿病逆转之后，还需要"健康"地"享受"美食。

（2）还需要坚持运动吗

《吕氏春秋·尽数》说："流水不腐，户枢不蠹，动也。形气亦然。形不动则精不流，精不流则气郁。"随着人们的自我保健意识逐渐被唤醒，参加健康运动的人越来越多，"糖友"尤其如此。不论是否达到糖尿病逆转状态，你都需要坚持运动。

糖尿病是慢性终身性疾病，其患者生活质量的提高依赖于自我生活方式的管理。"管住嘴，迈开腿"是"糖友"需要长期坚持的生活习惯。生命在于运动，运动能够促使细胞摄取血糖，提高胰岛素受体的敏感性，改善脂类代谢，提高肌肉中脂蛋白酶的活性，加速脂肪的分解，从而减轻体重，减轻胰岛素抵抗。达到逆转状态后，你如果停止运动，不仅有体重反弹的风险，也不利于控制血糖。

（3）还需要监测血糖吗

糖尿病逆转是一个暂时状态，并不代表糖尿病被治愈，该状态能持续多长时间存在个体差异。尽管血糖目前已恢复正常，但胰岛素抵抗和胰岛 β 细胞功能障碍可能仍然存在，之后仍有血糖波动或再次升高的可能性。那么，血糖监测就有助于督促大家维持糖尿病逆转的状态。如果忽略监测血糖，再加上容易懈怠维持良好的生活方式，就会导致糖尿病逆转失败。

（4）如果糖尿病逆转失败，还有补救措施吗

糖尿病逆转失败，意味着不能在停用降糖药物的情况下达到血糖控制良好的状态，但大多数"糖友"仍然能在使用降糖药物的情况下，达到血糖控制的目标。良好的血糖控制也可减少后续发生并发症的风险。

减重是逆转与超重或肥胖相关的 2 型糖尿病的核心。糖尿病逆转临床试验（DiRECT）研究显示，5 年内的糖尿病合并肥胖患者减重后，糖尿病逆转率为 46%，且减重越多，糖尿病逆转率越高，当体重减轻 15kg 以上时，2 型糖尿病的完全逆转率可达 86%。因此，如果初始糖尿病逆转失败，则可以尝试比之前更严格的生活方式干预，尝试能否达到糖尿病逆转状态。

（5）病情会不会反弹

"逆转"一词应用于描述 2 型糖尿病代谢持续改善至接近正常水平。达到糖尿病逆转状态，不代表患者的糖尿病已被治愈，仍存在发

生胰岛素抵抗和胰岛 β 细胞功能障碍等病理生理异常的可能，因此，有反弹的风险。所以，坚持生活方式干预，定期监测血糖和糖化血红蛋白，有助于维持糖尿病逆转状态。

（6）病情反弹了怎么办

强化生活方式干预应当作为所有 2 型糖尿病逆转的基本方案。如果达到糖尿病逆转状态后出现反弹，则可再次启动强化生活方式干预：调整饮食和运动习惯，减轻体重，患者仍然有机会再次达到糖尿病逆转状态。

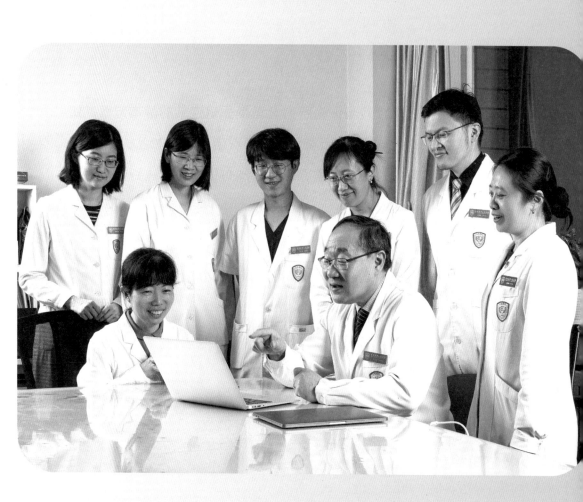

出镜者均为本书编者团队成员（从左至右、从坐至站）：蔡晓凌、纪立农、杨文嘉、吕芳、林矗、任倩、王相清、罗樱樱。

chapter

8

第八章

"糖友"们的
逆转之旅

1 40岁的李女士：

都是瘤子惹的祸

李女士，40岁，发现血糖升高2年多。李女士平时很关注自己的身体健康状况，每年进行体检。3年前体检发现空腹静脉血糖5.2mmol/L，2年前体检发现空腹血糖14.3mmol/L，有口干、多饮、多尿症状。李女士没有糖尿病家族史，平时不爱吃零食，不喝甜饮料。她平时工作比较忙，压力比较大，运动量比较少，近1年体重从55kg增长到了68kg。

发现血糖升高后，李女士到当地的市三甲医院内分泌科就诊。医院对她进行了详细的检查，结果显示1型糖尿病相关抗体阴性，胰岛功能（包括胰岛素和C肽）提示胰岛素抵抗，诊断为2型糖尿病。因为血糖升高明显（糖化血红蛋白11.7%），李女士接受了胰岛素短期强化治疗，并开始了"漫漫降糖之路"。

李女士首先接受了二甲双胍和四针胰岛素（三餐前使用赖脯胰岛素，睡前使用地特胰岛素）降糖治疗，又将胰岛素逐渐加量到了每天78个单位，此后还加用了吡格列酮以改善胰岛素抵抗。但其空腹血糖仍波动在9~10mmol/L，餐后2小时血糖为14~16mmol/L。

为了降糖，李女士到我院就诊。看到李女士的第一眼，我就发现她有"满月脸""水牛背"这些特殊表现，仔细询问得知，李女士近1年月经不规律，她自己以为是快到更年期了，并没有关注。而且她体内皮质醇和促肾上腺皮质激素明显升高，随后进一步住院做了血、尿和影像学的检查，确诊是库欣病（垂体瘤导致的皮质醇增多症）。在神经外科切除垂体腺瘤后，李女士体内的皮质醇和促肾上腺皮质激素降到了正常范围，体重也逐渐减轻。

在糖尿病治疗方面，李女士逐渐停用了四针胰岛素，单用二甲双胍降糖治疗，平时检测空腹血糖为 6mmol/L 左右。最近一次检测糖化血红蛋白为 6.3%，1 个月前李女士停用了所有口服降糖药物，检测空腹血糖为 5~6mmol/L。

2 19岁的小徐：

减重成功后，月经紊乱

小徐，19 岁，上大学三年级。小徐从小在小城市长大，其父母和长辈对小徐的期望一直是学业有成，小徐从来不关注自己的体形，高考结束时小徐的体重大概是 83kg（身高 160cm）。直到上了大学，小徐发现自己是本年级最胖的人。大一体检时空腹血糖为 6.5mmol/L，进一步完善糖耐量试验后，被诊断为糖耐量异常。医生建议小徐控制饮食，加强运动，减重，否则再发展下去就会得糖尿病了。

小徐不敢告诉父母这件事，打算默默地减肥，给自己制订了严格的饮食和运动计划，每天跑步 5km。减肥效果是非常明显的，小徐的体重在第一个月下降了 4kg，第二个月下降了 2.5kg，第三个月下降了 1kg。跑步时，她从气喘吁吁变得脚步越来越轻盈，监测空腹血糖都在 6mmol/L 以下。但是，之后的 3 个月，小徐的体重几乎没有变化。小徐因此采取了更严格的控制饮食措施，几乎不吃主食，饿了就吃胡萝卜、黄瓜，每日运动 1~2 小时，这样小徐的体重又开始下降，半年体重下降了 11kg。但是小徐开始逐渐出现怕冷、乏力症状，脱发明显，平时注意力难以集中的情况。

小徐第一次找我看病主要因为 2 个月未来月经。待完善了性激素和超声检查，我考虑小徐的情况是过度节食导致的下丘脑性闭经，故叮嘱小徐逐渐恢复健康饮食，看看月经能否恢复，如果恢复不了，可能需要雌孕激素治疗。于是，小徐开始进食主食，每日摄入热量大约 1000kcal，继续坚持运动。过了 3 个月，小徐的月经仍然没有恢复，情绪也越来越不稳定，日常生活和学习几乎无法正常进行。

再次见到小徐是在心理科、妇科、营养科的共同会诊室，我再次向小徐叮嘱了恢复饮食的重要性。小徐在多个学科医生的指导下，逐渐恢复饮食，暂停了剧烈的运动。后来她的体重恢复到了 72kg，月经也终于恢复了。

目前小徐仍在营养科和内分泌科随诊，并自学营养学，进行科学减肥。

③ 15岁的小汤圆：

爱孩子就让孩子少吃点儿

小汤圆，15岁，父母经常出差，在祖父母和外祖父母的身边长大，既是爷爷奶奶的"心头肉"，也是姥姥姥爷的"掌中宝"。小汤圆在老人的疼爱中长大，凡是其他小朋友吃的东西小汤圆都能吃到。

直到去年暑假，小汤圆突然开始腹痛、恶心、呕吐，起初以为是胃肠炎，吃了胃药后症状却没有缓解，精神也越来越差。爷爷奶奶将小汤圆带到急诊室，我的第一印象是这个孩子太胖了，身高175cm，体重105kg。小汤圆的爷爷还在旁边附和道："最近半年孩子准备中考，都累瘦了8kg，暑假想给他补补，可能吃得有点儿油腻，吐了好几天了。"询问小汤圆其他的症状和最近的饮食结构，小汤圆诉近期口渴症状明显，不爱喝白开水，每天喝2~3瓶可乐，到了暑假，几乎天天吃炸鸡、烤串、冰激凌、西瓜。我给小汤圆测了血糖，结果显示血糖HIGH（血糖水平处于一个非常高的状态，通常超过33.3mmol/L），尿酮体3＋，血气提示代谢性酸中毒，于是急诊给补液、纠酮治疗。小汤圆的胃肠道症状逐渐减轻。第二天他住进了内分泌科病房，诊断考虑2型糖尿病。

后来，小汤圆加入了糖尿病合并肥胖的群组，平时会把饮食和运动时间、种类分享到群里"打卡"，加上营养师和运动师的指导，小汤圆体重已经下降到88kg，只用二甲双胍降糖治疗。之后小汤圆还专门来医院向我反馈，说："内分泌科医师嘱咐我，如果体重再下降10kg，根据具体情况可能也不用吃口服药了。"

借这个机会，我想告诉所有宠爱孩子的家长们：饮食要适当，有的时候"爱孩子就让孩子少吃点儿"。

4 67岁的爷爷：

改变生活方式，年纪再大也不晚

爷爷今年67岁了，之前他工作很辛苦，家里人都盼着他早点儿退休享受生活。但在60岁退休后爷爷很失落，不知道每天要做什么，除了去附近市场买点儿食材，平时就在家里看看电视、收拾收拾房间。我们外出旅游想带着爷爷，他怕给我们添麻烦，每次都不去。

我们家每年都会带着老人们去体检，但爷爷很倔，在刚退休的几年里觉得自己很健康，一直不去体检。直到他64岁那年，他有个50多岁的同事心梗猝死，另一个和他同龄的同事患肺癌住院，他才同意去体检一次。所幸，除了血糖轻度升高（空腹血糖8.4mmol/L，糖化血红蛋白7.5%），爷爷的身体状况还不错。

考虑到爷爷的年龄、生活方式、身体状态以及血糖升高的程度，医生建议爷爷先接受生活方式干预治疗一段时间，可以暂时不用降糖药物。

　　尽管爷爷平时在饮食上很注意，但是他的运动量很少，还需要加强运动，因为加强运动不只有助于控制血糖，还有助于降低肌少症的风险。爷爷终于下决心增强锻炼，但是他平时没什么特别热爱的运动，而且一个人慢走散步不容易坚持，也达不到锻炼的目的。于是我提议道："要不和我一起去健身房锻炼？还有人指导呢。"想了几天后，爷爷决定跟着我先去健身房看看，没想到他一下子就爱上了这个地方。他原本以为健身房是年轻人的地方，没想到这里还有不少和自己年龄差不多甚至年纪更大的人。慢跑、举杠铃、举哑铃、骑动感单车等运动，爷爷都喜欢。

　　一段时间之后，复查空腹血糖 6mmol/L，糖化血红蛋白 6.1%。

　　现在，爷爷去健身房比我都积极，看上去只有 50 岁出头。他还经常和在健身房认识的老人们一起外出爬山，甚至和我一起参加了半程马拉松赛！

　　改变生活方式，年纪再大也不晚。

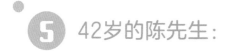 42岁的陈先生：

不要畏惧胰岛素

　　陈先生，42 岁，去年单位体检时检查出血糖升高，医生建议去医院进一步就诊。回家后，陈先生用父亲的血糖仪测量出空腹血糖为 20.3mmol/L，之后到医院内分泌科就诊。考虑到他存在糖尿病酮症，我们将他收进内分泌科病房进行治疗。

纠正酮症后，我建议陈先生接受短期强化降糖治疗，这对初诊初治血糖明显升高的患者有明确的益处，有助于快速减轻高糖毒性，促进胰岛 β 细胞功能恢复，并改善靶器官胰岛素敏感性。陈先生对注射胰岛素治疗有疑问，担心以后只能依赖胰岛素。我和陈先生做了解释，胰岛素是人体正常分泌的激素，没有成瘾性，停药后也不会出现戒断症状。对偏年轻、肥胖、无显著并发症和伴发疾病的新确诊患者尤其合适，有一部分患者可通过强化治疗实现糖尿病临床逆转，出院时有可能仅需要口服降糖药物治疗，后续可以停止药物治疗。

住院期间，陈先生进行了胰岛素泵治疗，经过一周的胰岛素强化治疗，其血糖已经达标，空腹血糖在 6.5mmol/L 左右，餐后 2 小时血糖为 9mmol/L。出院时，陈先生仅接受二甲双胍和西格列汀降糖治疗。出院后，陈先生调整了生活方式。后期血糖控制达标，近期复查糖化血红蛋白为 6.2mmol/L，停用了西格列汀。后续有望实现停用所有口服降糖药物。

⑥ 一家人的控糖之旅

何先生，66 岁，糖尿病病史 4 年，血糖控制不佳，之前因为工作原因，生活不规律，经常外出就餐，降糖药经常漏服。退休后，他下定决心要过规律的生活，好好地控制血糖。

何先生和夫人都是好脾气的人，在何先生退休前他们很少吵架。但是，自从何先生退休后，夫人没少因为吃饭的事情和何先生生气。何夫人是个典型的山西人，爱做各种面食，且厨艺极好。同时，何夫人对先生的身体也很关注，专门给何先生做各种"糖尿病餐"。但是，何先生控制不住自己，看见夫人做的各种美味的主食，总是控制不住偷吃。何夫人很生气，何先生不吃自己专门做的"糖尿病餐"，而对面条、糯米糕、元宵、月饼这些碳水含量高、升糖指数高的食物尤其喜爱。平时何夫人给孙子、孙女准备的小糖果、坚果，何先生也会趁夫人不在家时偷吃，怕夫人发现自己吃得多了，还偷着买一些补上。因此何先生有点儿怕测血糖，更不愿意去医院做检查。每次何夫人说第二天早晨测空腹血糖，何先生总是找各种理由躲避，不然就是前一天晚上少吃点儿，尽量让血糖数值"好看"一点儿。

可惜躲得过初一躲不过十五，每年一次的体检还是来了。体检前一周何先生乖乖地吃"糖尿病餐"。体检结果显示空腹血糖为8.1mmol/L，何先生松了一口气，对这个数值还挺满意。但体检还查了糖化血红蛋白为10.2%，对此何夫人很生气，问何先生是不是偷吃零食，何先生只能乖乖向夫人承认错误，并承诺以后一定管住自己的嘴。说着简单，但是做起来很难，有时候何先生还是控制不住自己。

直到有一天，何夫人说以后陪何先生一起改变生活方式，"糖尿病餐"也可以做得很美味。何夫人还和孙子、孙女说，为爷爷身体着想，以后家里不会准备零食了。开始很艰难，但是看到何夫人明明可以尽情地享受美食，还陪自己吃"糖尿病餐"，何先生坚持了下来。现在每周测血糖，何先生都很积极，因为血糖控制得很好。

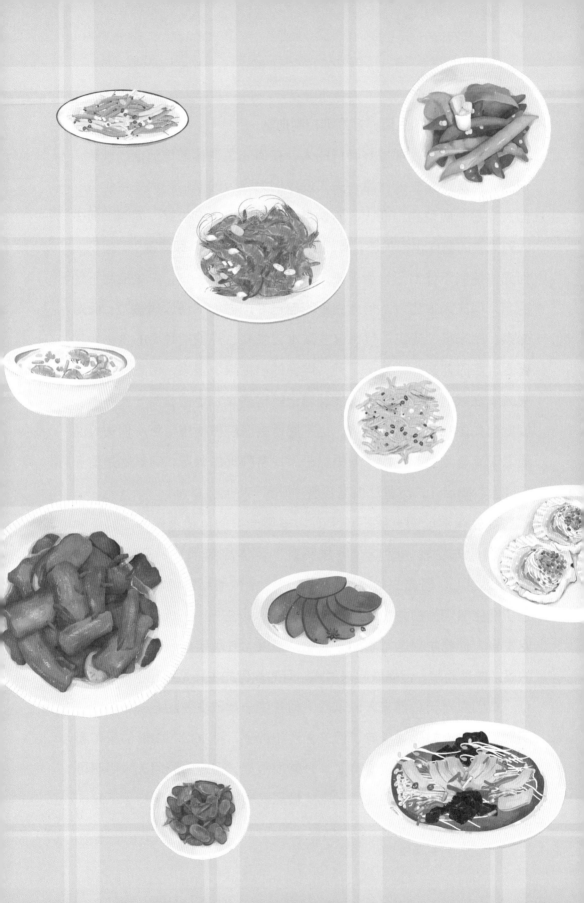

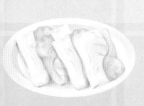

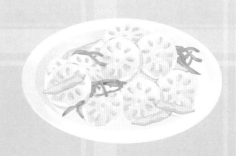

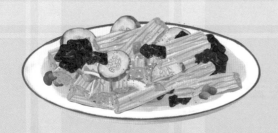

附

甜蜜食堂

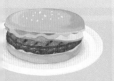

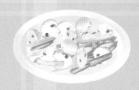

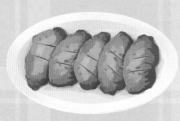

说明：本附录除 23 道食谱外，还收录 23 篇词作，均为涛声（笔名）所作，以供"糖友"赏阅。

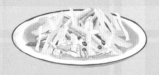

韭菜馅饼

制作人：霍勇然

用料

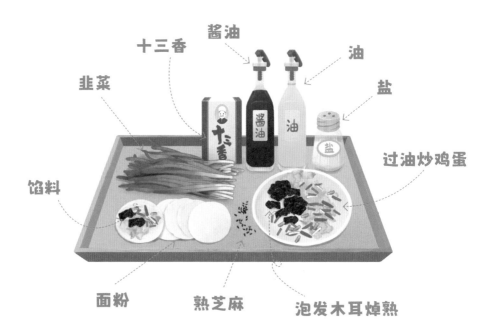

十三香

酱油

油

盐

韭菜

过油炒鸡蛋

馅料

面粉　　熟芝麻　　泡发木耳焯熟

热量计算

面团：200g，480kcal　　　油：20ml，180kcal

过油炒鸡蛋：2个，210kcal　　韭菜：数棵，热量忽略不计

盐：少许，热量忽略不计　　　酱油：10g，热量忽略不计

十三香：少许，热量忽略不计

鹧鸪天·甪直梦

一叶乌篷水面摇，白墙笼红垂柳娇。巷路台阶遗岁月，弯拱石桥映月娆。

芙蓉面，小蛮腰，娉婷妩媚忆吹箫。凤台缱绻游仙梦，梦觉轻舟过小桥。

步骤

1. 将木耳、韭菜、鸡蛋等食材切碎，加入调味料（按自己的喜好调整咸香度），加入油10ml，搅拌均匀。

2. 将面和成团，切成小块，擀成皮儿，把馅儿包进去。

3. 锅中加入油10ml，把馅饼放进去，煎至两面金黄，撒上芝麻。

4. 出锅摆盘。

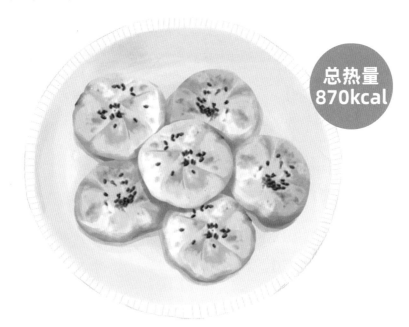

总热量 870kcal

馅饼（6个）

清凉春卷

制作人：龚思倩

用料

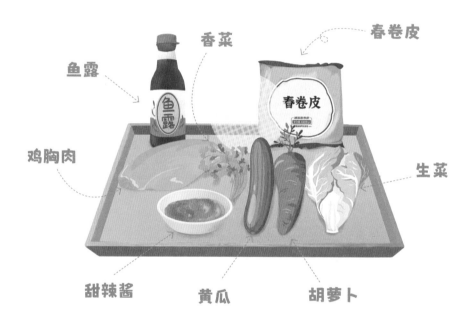

鱼露　香菜　春卷皮

春卷皮

鸡胸肉　生菜

甜辣酱　黄瓜　胡萝卜

热量计算

春卷皮：5g，20kcal

鸡胸肉：20g，30kcal

甜辣酱：5g，10kcal

生菜、黄瓜、胡萝卜、香菜：热量忽略不计

临江仙·夏日之晨韵

旭日初升涧水畔,朝霞粼烁争辉。和风翠叶影零随。碧波轻洗岸,青草漫相伴。

玉带宽宽河上架,湍流墩侧迂回。幽幽芳径深涧里。白雾烟景照,携手相俏扮。

步骤

1. 将胡萝卜和黄瓜切丝。同时用温水浸泡春卷皮 10～15秒。

2. 在春卷皮里加入生菜、熟鸡胸肉、黄瓜丝、胡萝卜丝、少许香菜、几滴鱼露、少量甜辣酱。(也可根据个人喜好调整)

3. 用春卷皮卷起来即可食用。

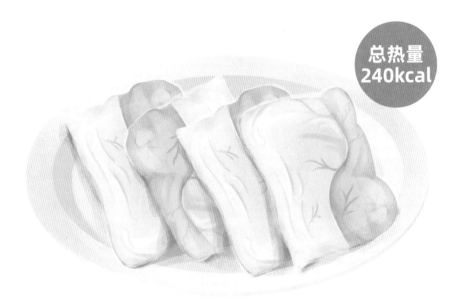

总热量 240kcal

鸡胸肉春卷(4个)

蛋饼合菜

制作人：小冰

用料

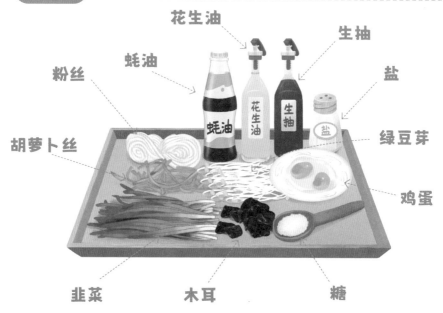

花生油
生抽
蚝油
盐
粉丝
绿豆芽
胡萝卜丝
鸡蛋
韭菜
木耳
糖

热量计算

绿豆芽：36g，18kcal

韭菜：72g，19kcal

胡萝卜丝：31g，13kcal

木耳：8朵，11kcal

粉丝：20g，68kcal

鸡蛋：2枚，120kcal

花生油：10ml，90kcal

糖：约10g，40kcal

蚝油：约10g，5kcal

盐：5g，热量忽略不计

生抽：约10g，热量忽略不计

念奴娇·中秋观沧海雨夜感怀

中秋观海，看激滟白浪，接天无极。汇聚江河千百万，入此了然烟迹。定义新生，清波浩瀚，莫说曾经历。周天今始，昨翻唯记过客。

月隐遥思难寄，雨声风舞，上下千年觅。高处虽寒知万古，遥远东西南北。桂魄高悬，嫦娥舞袖，尤慕人间聚。良宵思念，此生回悟今昔。

步骤

1. 绿豆芽洗净，韭菜洗净切段，胡萝卜丝洗净。木耳泡发，过水焯一下，撕成小块。粉丝泡发，过水焯一下。鸡蛋打入碗中。

2. 调汁儿。加入蚝油1汤勺，生抽2汤勺，糖、盐少许。

3. 鸡蛋在碗中打散，静置几分钟（更容易成饼）。锅内倒入5ml花生油，油热至四五成后倒入鸡蛋，平摊开来。

4. 把鸡蛋慢慢摊匀，成饼。

5. 鸡蛋翻面再熯一下，移出盛盘。

6. 重新起锅，加入5ml花生油，油热后先放入胡萝卜丝和撕成小块的木耳，煸炒1~2分钟。

7. 再放入豆芽菜、韭菜段、粉丝，继续翻炒。

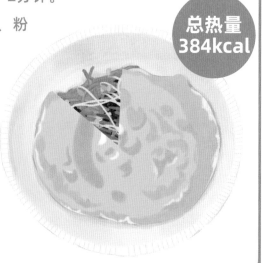

**总热量
384kcal**

8. 最后加入调味汁，烹炒1~2分钟后起锅。

9. 将合菜摆盘。

10. 将蛋饼扣到出锅的合菜上。稍做摆盘，增加艺术感，色香味俱全。

海鲜粥

制作人：任倩

用料

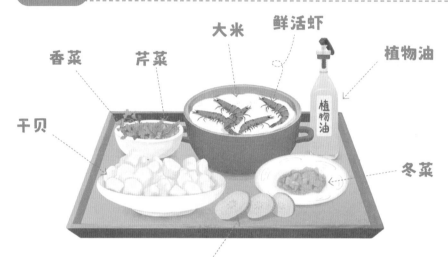

香菜　芹菜　大米　鲜活虾　植物油

干贝　冬菜

生姜适量

*需提前准备材料，晚餐吃的话，当日晨起就要把干贝取出浸泡。

热量计算

大米：150g，520kcal

鲜活虾：400g（20只），400kcal

香菜：50g，15kcal

芹菜：400g，50kcal

干贝：40个，180kcal

植物油：10g，90kcal

生姜：适量，热量忽略不计

冬菜：少许（很重要，调味用，有此物不必放盐），热量忽略不计

念奴娇·冬游金仓湖

水天浩渺，望湖波涌浪，飞花如雪。遥见几丛青山远，告我湖山光璨。红花芳香，冬阳正射，又是团圆日。客心难舍，一声还叹奇绝。

玄妙浮云高楼，凌波笑对，放眼湖岸阔。今得闲来观此景，日映水天明澈。行遍江南，寻山问水，到此情犹切。高山流水，惺惺相惜无悔。

步骤

1. 大米洗净，放入一勺植物油，拌匀。按照1：10的比例加入水，放锅里煮开，熬粥。

2. 熬粥的同时准备以下材料：姜洗净，切丝；芹菜洗净，把叶儿和杆儿分开，芹菜杆儿要切成丁；香菜洗净，和芹菜叶一起切段。

3. 鲜虾从背部剪开，去虾线，去掉虾头，洗净待用。此过程中要注意时不时搅一下熬粥的锅，煳了就不好吃了。

4. 粥煮开后，加入干贝、一半姜丝和冬菜，转中小火，继续煮。

5. 粥变稠后加入另一半姜丝、准备好的虾及芹菜丁，继续开小火熬。

6. 加入切好的芹菜叶和香菜叶，再熬3分钟就可以了。

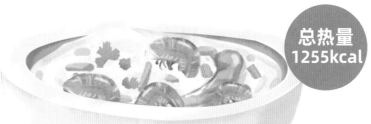

总热量 1255kcal

4人食
人均约314kcal

家常酱牛肉

制作人：孙亚男

用料

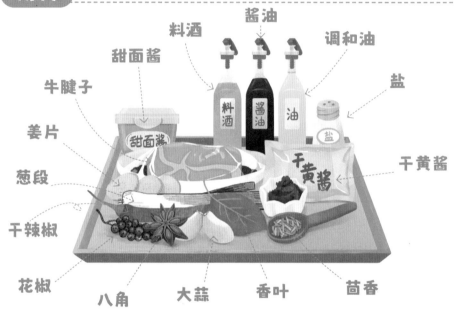

甜面酱　料酒　酱油　调和油　盐
牛腱子　姜片　葱段　干辣椒　花椒　八角　大蒜　香叶　茴香　干黄酱

热量计算

牛腱子：500g，1025kcal

干黄酱：25g，35kcal

甜面酱：25g，35kcal

酱油：80g，热量忽略不计

调和油：30ml，270kcal

料酒：75ml，35kcal

盐：25g，热量忽略不计

花椒：15粒，热量忽略不计

八角：5粒，热量忽略不计

茴香：15粒，热量忽略不计

干辣椒：2~3个，热量忽略不计

姜片：5片，热量忽略不计

香叶：热量忽略不计

葱段、大蒜：若干，热量忽略不计

摸鱼儿·望海天吟怀

望海天，碧蓝一色，清波驰骋飞渡。碧海清风推浪涌，飘逸玉琼无数。凝眼处，漾巨浪，望风怀想抒情愫。沙滩信步。叹岁月匆匆，春来秋往，都在悄然度。

高天阔，想象庄周蝶舞，鲲鹏双翼千古。天长不惧迢迢路，仰望晴空成赋。人生旅，缘来见，世间欢乐情相诉。千花万树。蓬勃自阴阳，凉热寒暑，芬芳任心主。

步骤

----

1. 腌制牛肉，将牛腱子均匀抹上干黄酱、酱油、甜面酱、盐，反复"按摩"，覆上保鲜膜，腌制2小时。

2. 汆水，腌好的牛肉冷水下锅，打去浮沫，加入料酒，炖煮一会儿后捞出备用。

3. 锅内倒入调和油，烧热，放入姜片、葱段、蒜，炒香。

4. 再放入花椒、大料、茴香、辣椒段。

5. 最后下入黄酱、甜面酱、酱油，炝锅炒香后加水烧开。

6. 将汆水后的牛腱子肉下锅，开小火煮。

7. 炖煮2小时后将牛肉捞出，趁热用保鲜膜包紧，放入冰箱冷却后，切片食用。

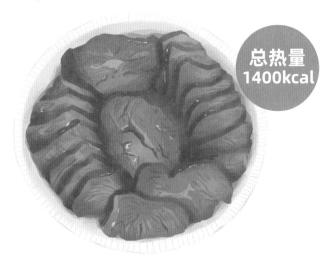

总热量
1400kcal

诗意生活 轻松减糖

卤猪肝

制作人：霍勇然

用料

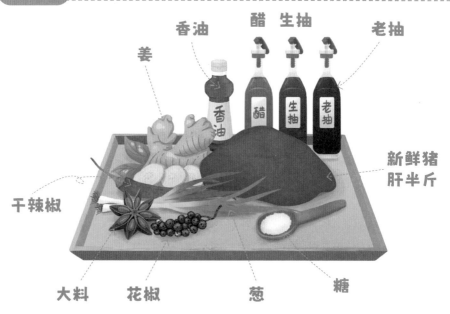

香油　姜　醋　生抽　老抽　新鲜猪肝半斤　干辣椒　大料　花椒　葱　糖

热量计算

新鲜猪肝：250g，325kcal

姜片：3片，热量忽略不计

花椒：20余粒，热量忽略不计

大料：2枚，热量忽略不计

干辣椒：1枚，热量忽略不计

老抽：10g，15kcal

生抽：5g，热量忽略不计

醋：10g，热量忽略不计

葱：少许，热量忽略不计

香油：5滴，10kcal

糖：10g，40kcal

相见欢·楼花园

蓝天丽日白云，如春分。缕缕花香馥郁、沁芳芬。

垂条软，薄荷绿，暖风熏。百香果花枝俏、似娇嗔。

步骤

1. 调料汁（生抽与醋按1：2的比例加入，加入香油，调匀）。

2. 放入切好的葱花。

3. 把新鲜猪肝冷水下锅。开大火，放入姜、花椒、大料、干辣椒。煮沸后用勺子撇去表面的血沫，放入一勺糖提味，煮25～30分钟。喜欢肉质老一点儿的可以煮40分钟。

4. 盛出，晾凉，用调好的调料汁浸泡均匀。

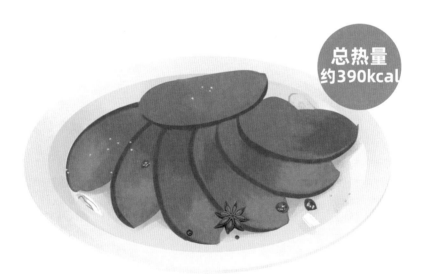

总热量
约390kcal

煮饺子

制作人：小冰

用料

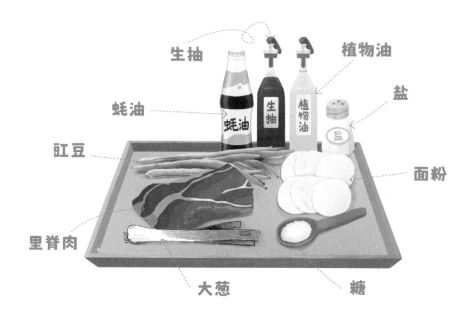

生抽

植物油

蚝油

盐

豇豆

面粉

里脊肉

大葱

糖

热量计算

里脊肉：266克，412kcal

豇豆：137克，45kcal

大葱：51克，16kcal

面粉：216克，790kcal

植物油：10ml，90kcal

盐：5g，热量忽略不计

糖：约10g，40kcal

生抽：约10g，热量忽略不计

蚝油：约10g，10kcal

临江仙·夏趣

溪园徐步瑶池畔，闲情望眼湖塘。荷叶田田送芳香。鸭儿浮水，腾跃尽悠扬。

携友逐欢桂林洋，寻幽纵赏风光。薰风吹拂暖洋洋。袅枝亭台，荫蔽歇身凉。

步骤

1. 和面；剁肉馅；豇豆焯水（水开后入锅，煮约4分钟，至8成熟）。

2. 和馅儿，准备包饺子。

3. 包饺子，煮饺子。

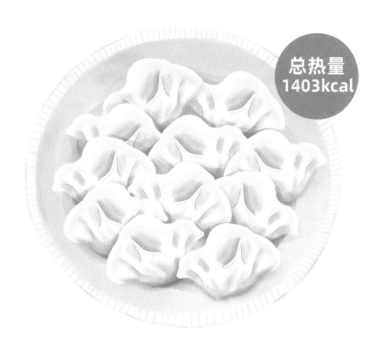

总热量
1403kcal

30个饺子，2人食，人均约702kcal

炒腊肠

制作人：蔡晓凌

用料

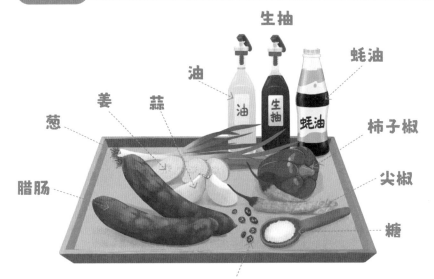

生抽

油

蚝油

姜　蒜

葱

柿子椒

腊肠

尖椒

糖

小米辣椒丁

热量计算

腊肠：1根，50g，225kcal

油：5ml，45kcal

小米辣椒丁、尖椒、柿子椒：热量忽略不计

糖：约10g，40kcal

生抽：约5g，热量忽略不计

蚝油：约5g，5kcal

南歌子·傍晚

碧水浮天赤，飞霞带日黄。彩笔丹染绘天涯。勾勒一轮新月、送残阳。

信步江堤上，惬意又心佳。晚风荡漾送芳香。谁解个中心意、尚芬芳。

步骤

1. 尖椒切丝，柿子椒切块，腊肠切片备用。

2. 起锅烧油，油热放葱、姜、蒜炒香，放入小米辣椒丁翻炒片刻。

3. 放入腊肠，倒入适量生抽、蚝油，加入少许白糖，翻炒均匀。

4. 最后放入尖椒、柿子椒，翻炒几下出锅即可。

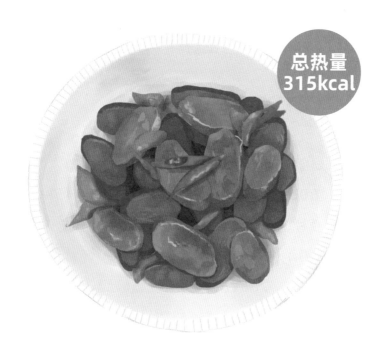

总热量
315kcal

双层芝士牛肉汉堡 制作人：范燕艳

用料

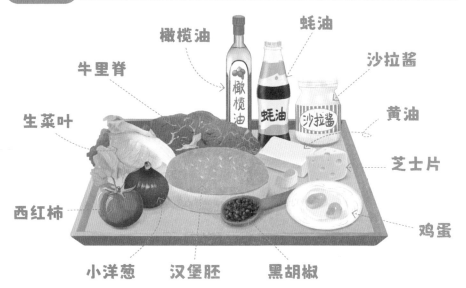

橄榄油　蚝油　沙拉酱　黄油　芝士片　鸡蛋

牛里脊　生菜叶　西红柿　小洋葱　汉堡胚　黑胡椒

热量计算

牛里脊：300g，521kcal

小洋葱：60g，24kcal

汉堡胚：1片，288kcal

西红柿：30g，5kcal

沙拉酱：10g，70kcal

鸡蛋：50g，68kcal

芝士片：60g，172kcal

黄油：5g，45kcal

橄榄油：5ml，45kcal

蚝油：少许，热量忽略不计

生菜叶：2片，热量忽略不计

黑胡椒：少许，热量忽略不计

相见欢·思无边

远眺沧海无边，入天边。旭日落霞上下、彩云边。

看江河，万古流，向东边。辩证是非如何、思无边。

步骤

1. 牛肉洗净切小块，用绞肉机打碎。

2. 放入鸡蛋、黑胡椒、洋葱碎、蚝油、橄榄油，用筷子顺时针搅拌5分钟，放入冰箱冷藏2小时。

3. 取出100g牛肉馅揉圆按扁。

4. 平底锅放小块黄油，放入肉饼煎2分钟。

5. 牛肉饼翻面淋少量水，盖锅盖焖3分钟。

6. 取出牛肉饼放入烤箱，放上一片芝士，以120℃烤3分钟（烤箱需预热5分钟）。

7. 然后就可以排列组合啦，一层一层地精心"打扮"，一片西红柿、两三片生菜……最终诱人的汉堡就新鲜出炉了。配上一杯牛奶，工作日早上来一套，"牛力"十足。

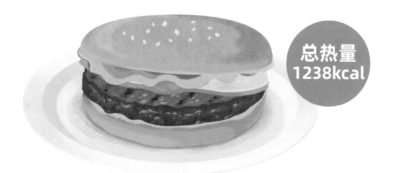

总热量 1238kcal

小提示：

1. 牛肉建议选择肉质鲜嫩的牛里脊。

2. 锅中放水焖，肉质吃起来多汁。

3. 肉饼上放芝士，再用烤箱加热，颜值更高些。

4. 一次可以多做几个肉饼放冰箱冷冻。

第10道菜

水煮肉

制作人：小冰

用料

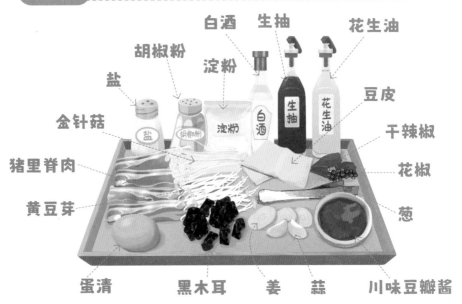

白酒　生抽　花生油

胡椒粉　淀粉

盐

金针菇　豆皮

猪里脊肉　干辣椒

黄豆芽　花椒

葱

蛋清　黑木耳　姜　蒜　川味豆瓣酱

热量计算

猪里脊肉：200克，300kcal

黄豆芽：136克，41kcal

豆皮：105克，420kcal

金针菇：50克，28kcal

黑木耳：8朵，热量忽略不计

花生油：15ml，135kcal

川味豆瓣酱：20g，80kcal

葱、姜、蒜：适量，热量忽略不计

生抽：10g，热量忽略不计

白酒、蛋清、淀粉、盐、胡椒粉：少许，热量忽略不计

干辣椒、花椒：适量，热量忽略不计

贺新郎·岁月

数流年岁月。忆往昔、少年志气，追逐己愿。人生百味皆尝遍，天地日月不变。何必记、恩恩怨怨。人间百事须看淡，乐逍遥、知遇长久伴。友谊存，情不变。

绮梦随风可上天。自画天、物我之间，幸福人间。多少冬夏春秋夜，往事犹如昨天。如梦幻、时代变迁。物换星移天地转，仰天望、笑傲红尘篇。留芬芳，天地间。

步骤

1. 肉片制备。猪里脊肉切薄片，冲洗控干水分后加入少许生抽、胡椒粉、盐和白酒，抓匀，再加入混有少许淀粉的蛋清，抓匀后放冰箱冷藏。

2. 锅里喷点儿油，烧热关火，将辣椒、花椒碎入锅爆香，出锅装入碗中备用；再切好葱花、姜蒜末，备用。

3. 准备菜底。将洗好的黄豆芽、金针菇、豆皮和黑木耳焯水煮熟，出锅沥干水分，摆入碗中。

4. 锅内加入8～10ml油，放入姜、葱爆香，再加入豆瓣酱炒出红油，加入清水烧开，滑入肉片。煮熟后连同汤汁倒入已煮好的配菜上面。

5. 将备好的爆香花椒、辣椒碎及蒜末、葱花撒在菜品表面。锅内倒入5～6ml油，烧热至起烟，用小勺将热油淋在作料上面。

总热量
1004kcal

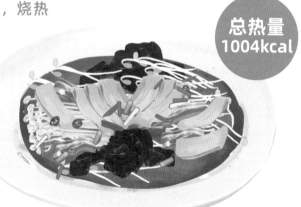

酸脆辣椒

制作人：霍勇然

用料

油	冰糖
大料	蚝油
花椒	盐
香叶	生抽
干辣椒	香醋

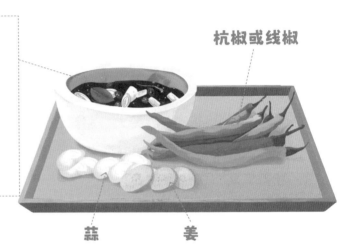

杭椒或线椒

蒜　　姜

热量计算

杭椒或线椒：100g，60kcal

油：10ml，90kcal

大料：3粒，热量忽略不计

花椒：半把，热量忽略不计

香叶：2片，热量忽略不计

干辣椒：2个，热量忽略不计

生抽、香醋：（比例1∶2）
热量忽略不计

冰糖：10粒，40kcal

蚝油：5g，5kcal

盐、姜、蒜：热量忽略不计

玉楼春·观浪行

银滩十月咆哮吼，碧海狂流继续频。千泛层层波伏扑，巨浪滔滔卷高岩。

蔚蓝天空云彩绚，点迹沙洲脚步尘。四载风浪过此地，三生有幸伴君行。

步骤

1. 将杭椒或线椒洗净，晾干水分。

2. 将辣椒从中间一分为二，加盐搅拌均匀，腌制30分钟。

3. 制作汤汁。起锅烧油（10ml），放大料3粒，花椒半把，香叶2片，干辣椒2个，炒出香味，再放入生抽、香醋（比例1：2），冰糖10粒，蚝油5g。中火烧开，煮3分钟左右，放凉。

4. 将蒜切块，姜切片。

5. 把腌制好的辣椒放入密闭容器内，倒入放凉的汤汁，放入冰箱冷藏，腌制12小时即可享用。

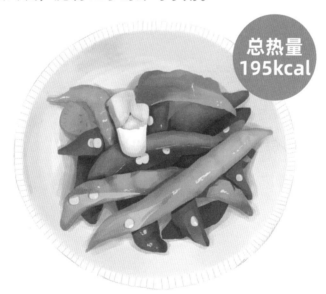

总热量 195kcal

新奥尔良烤翅

制作人：范燕艳

用料

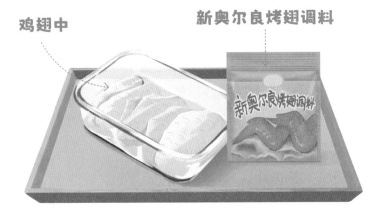

鸡翅中

新奥尔良烤翅调料

热量计算

鸡翅中：360g（10个），594kcal

新奥尔良烤翅调料：30g，100kcal

渔家傲·听涛轩

漫步海边观浪涌。浩渺烟波水花弄。涛声震耳巨浪拱。贴身碰，潮起潮落观风景。

碧水滔滔穹宇净。海天小岛远山峰。岩石孤屿中流柱。留倩影，轻吟一曲渔歌颂。

步骤

1. 鸡翅洗净，放入玻璃饭盒中。

2. 放入30g烤鸡翅调料，涂抹均匀，放入冰箱腌制24小时。

3. 烤箱以180℃预热5分钟，将鸡翅摆在铺了锡纸的烤盘上，放入烤箱中层。

4. 烤15分钟左右后翻面，再烤10分钟即可。

　　烤箱温度可以根据自家烤箱的"脾气"调整，时间长短也没那么严格，喜欢吃鸡肉嫩一些的就时间短点儿，喜欢吃肉质焦焦的就时间长点儿。

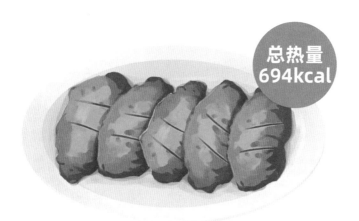

总热量
694kcal

油焖大虾

制作人：范燕艳

用料

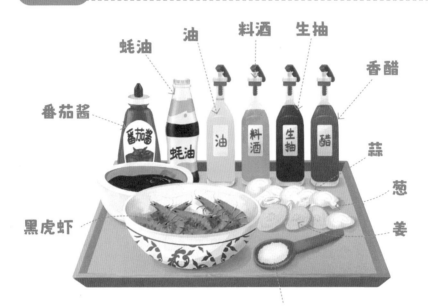

蚝油　油　料酒　生抽　香醋　番茄酱　蒜　葱　姜　黑虎虾　白糖

热量计算

黑虎虾：394g（10只），400kcal

生抽：20g，10kcal

蚝油：10g，10kcal

料酒：10g，热量忽略不计

番茄酱：10g，40kcal

香醋：5g，热量忽略不计

白糖：5g，20kcal

蒜：3瓣，热量忽略不计

姜：2片，热量忽略不计

葱：半棵，热量忽略不计

油：10ml，90kcal

临江仙·梦游木格措

万里长天天无边际，白云镶嵌蓝天。湖碧千里水波边。草茵树绿，寻芳醉成仙。
昨夜梦中西行现，欲穷楼阁神山。拜求仙草散尘寰。普天洁净，邀友去登临。

步骤

1. 将10只黑虎虾的虾须和腿儿剪短，用牙签剔除虾线，洗净备用。

2. 准备酱汁。将生抽、蚝油、料酒、番茄酱、香醋、糖等调料放入碗内调匀。

3. 锅内放底油10ml，葱、姜、蒜入锅爆香，放入大虾爆炒1分钟。

4. 加调好的酱汁再爆炒1分钟，加水没过虾，盖锅盖中火焖5分钟，收汁起锅。

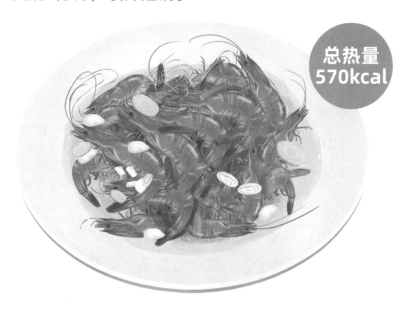

总热量
570kcal

凉拌土豆丝

制作人：霍勇然

用料

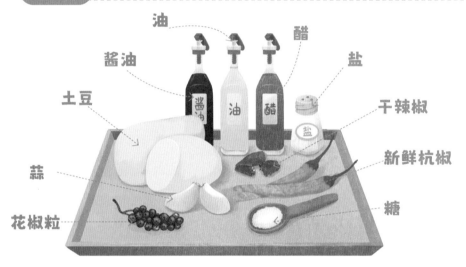

油　醋　酱油　盐　土豆　干辣椒　新鲜杭椒　蒜　糖　花椒粒

热量计算

土豆：2个，400g，320kcal

新鲜杭椒：2个，热量忽略不计

油：10ml，90kcal

糖：10g，40kcal

酱油：20g，热量忽略不计

醋：10g，热量忽略不计

蒜2瓣，干辣椒3个，花椒粒若干：热量忽略不计

盐：热量忽略不计

夏　吟

夏初天变常翻眼，时晴时雨阴阳面。

万物取其需，禾苗瓜果愉。

日长光照喜，夜短梦芳醉。

何事惹烦忧，人心最难懂。

步骤

1. 将土豆削皮切丝，焯水2分钟，用凉水冲洗干净，放入一个大容器中备用。

2. 杭椒切丝、蒜切末，调汁儿（酱油、醋按1∶2的比例加入，加少许糖）放入容器中。

3. 锅中倒油，放干辣椒、花椒粒，炒出香味，浇到土豆丝上。

4. 搅拌均匀，装盘享用。

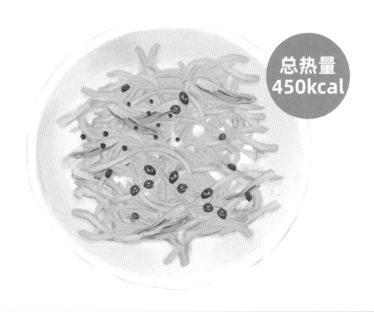

总热量
450kcal

蒜蓉粉丝蒸扇贝 制作人：范燕艳

用料

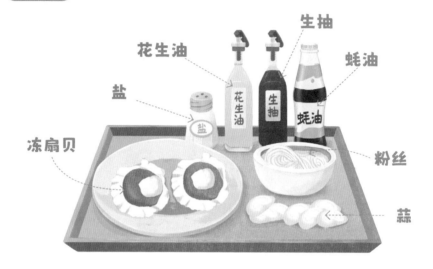

盐　花生油　生抽　蚝油　冻扇贝　粉丝　蒜

热量计算

冻扇贝：80g（4个），67kcal

粉丝：50g，160kcal

蚝油：10g，11kcal

花生油：20ml，180kcal

蒜：1头，热量忽略不计

生抽：5g，热量忽略不计

盐：少许，热量忽略不计

调笑令·飘雪

雾卷，雾卷。雾卷寒风天变。灯照枝摆树摇，片片飞花雪飘。

飘雪，飘雪。一统山川明洁。

步骤

1. 扇贝解冻，粉丝放入温水中泡半小时。

2. 蒜切碎备用。

3. 锅中放油，比平时炒菜时放油稍多一些，油热转小火放入一半蒜末，炒香。

4. 放入蚝油、生抽、盐，煸炒2分钟。

5. 放入另一半蒜末，继续煸炒，关火备用。

6. 蒸锅放水开火，同时给扇贝摆造型。扇贝垫底，铺上粉丝，最上面均匀地放入炒好的蒜蓉。也可以用粉丝垫底，放入扇贝再放蒜蓉，依个人喜好即可。

7. 蒸锅水开后放入扇贝，大火蒸8~9分钟。

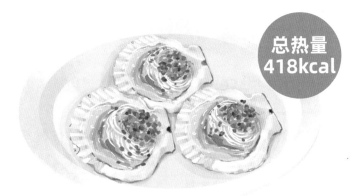

总热量 418kcal

小提示：

1. 冻扇贝是处理好的，做起来虽然方便，但个人认为口感没有新鲜的好。

2. 蒜末切好后可以放清水中泡10分钟，去除蒜黏液，这样炒的时候才不容易煳锅。

焖酥带鱼

制作人：范燕艳

用料

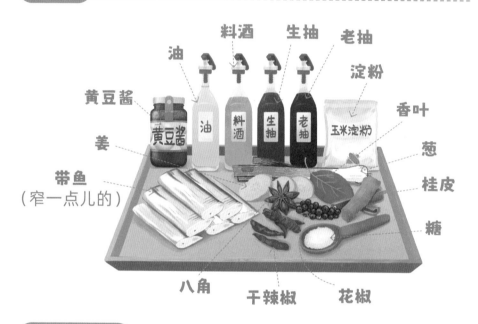

油　料酒　生抽　老抽

黄豆酱

淀粉

姜

香叶

带鱼
（窄一点儿的）

葱

桂皮

糖

八角　干辣椒　花椒

热量计算

带鱼：500g，635kcal

油：30ml，270kcal

糖：10g，40kcal

料酒：15ml，10kcal

生抽：30ml，热量忽略不计

老抽：10ml，10kcal

葱：50g，热量忽略不计

黄豆酱：10g，40kcal

干辣椒：1~2个，热量忽略不计

八角：1个，热量忽略不计

花椒：十几粒，热量忽略不计

香叶：2片，热量忽略不计

桂皮、姜、淀粉：适量，热量忽略不计

临江仙·春日行

晨曦阳煦洒斑斓，池塘柔和春风。东升旭日映蓝空。鸟鸣飞燕舞，云染彩霞红。
春节还乡回故里，亲朋好友重逢。畅聊逸事话无穷。山水蓝莹莹，日子红彤彤。

步骤

1. 将带鱼洗净，控干，用葱、料酒、姜腌制30分钟。

2. 将带鱼表面沾一层薄薄的淀粉。

3. 热锅凉油，煎带鱼。

4. 取出高压锅，用洋葱打底，把煎好的带鱼平铺在上面，加入调料，倒入开水，高压锅上汽后计时30分钟。

5. 30分钟后，连鱼带汤倒入铁锅收汤汁。

6. 待汤汁浓稠后盛出装盘。

    打底的洋葱是这道菜的"牺牲品"，不建议吃，铺在锅底是为了防止煳锅。做好的带鱼肉酥骨烂，不用担心鱼刺卡喉。

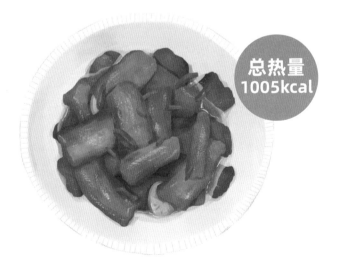

总热量
1005kcal

凉拌黄瓜花

制作人：蔡晓凌

用料

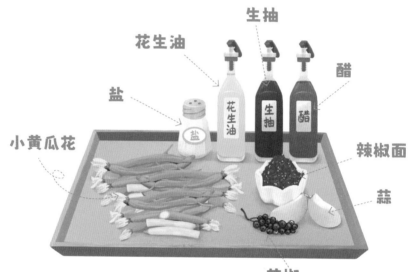

生抽

花生油

醋

盐

花生油

生抽

醋

小黄瓜花

辣椒面

蒜

花椒

热量计算

小黄瓜花：250g，40kcal

辣椒面：适量，热量忽略不计

花生油：5ml，44kcal

生抽：适量，热量忽略不计

蒜：2瓣，热量忽略不计

醋：适量，热量忽略不计

花椒：十余粒，热量忽略不计

盐：适量，热量忽略不计

西江月·丽江印象之山水

翠峰镜湖层岩，激湍垂瀑银连。清波层叠漫流泉，玉树迎风舒展。

云雾升腾气爽，溪流环绕波旋。山色湖光美无边，期待徜徉其间。

步骤

1. 清水中放盐，将新鲜的黄瓜花浸泡10分钟，然后捞出备用。

2. 起锅烧水，加入几滴食用油和盐（使黄瓜花焯水后保持绿色）。水沸，放入洗净的黄瓜花，焯水15～20秒。

3. 捞出黄瓜花放入冰水中过凉，控干水放入大碗，放入凉拌菜"三剑客"——切好的蒜末，花椒，辣椒面。

4. 起锅烧油，油热后倒在碗中的蒜和辣椒面上，依个人口味放入盐、生抽、醋，搅拌均匀即可。

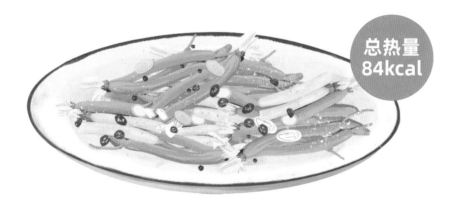

总热量
84kcal

小提示：

1. 黄瓜花焯水时间很短，不要怕生，因为生黄瓜花也能吃。

2. 焯水后的黄瓜花放在冰水中，是为了保持食材清脆的口感。

芦笋炒口蘑

制作人：范燕艳

用料

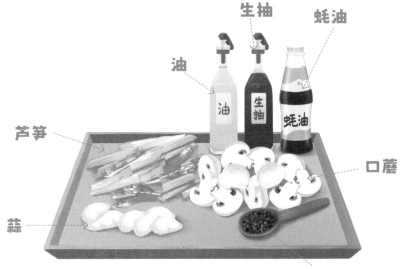

生抽

蚝油

油

芦笋

口蘑

蒜

黑胡椒

热量计算

芦笋：100g，19kcal

口蘑：100g，44kcal

油：5ml，45kcal

蚝油：少许，热量忽略不计

生抽：少许，热量忽略不计

黑胡椒：少许，热量忽略不计

蒜：2瓣，热量忽略不计

临江仙·青城山游感

青山峰峦恋秀，溪边丛树葱茏。轻盈莲步游从容。碧湖微波净，倩影映水中。

青城福地揽胜，拾云寻觅仙踪。晴天祁愿又相逢。岸柳立芳丛，依依寄思浓。

步骤

1. 芦笋去老根，洗净，斜刀切段。锅内水烧开后加少许盐和几滴油，将芦笋焯水30～60秒后捞出，凉水冲洗，控干水分备用。

2. 将口蘑切成厚片。

3. 锅中放油，热锅凉油放入蒜片翻炒至金黄，加入口蘑，转为中火，口蘑出汤汁后继续翻炒，加入现磨黑胡椒。

4. 放芦笋，继续翻炒。

5. 加入少许蚝油、生抽调味，根据个人口味加入少许盐，翻炒均匀即可。

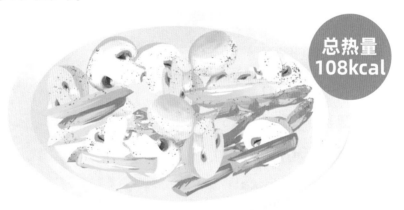

总热量 108kcal

小提示：

1. 处理芦笋时，可以掰掉上面的老根，也可以用削皮刀去掉根部的皮。

2. 芦笋含有草酸，需要焯水，放入少许盐、食用油可保持芦笋的翠绿，焯水后用凉水冲洗控干水分再炒，可以保持脆爽口感。

湘式老豆腐

制作人：龚思倩

用料

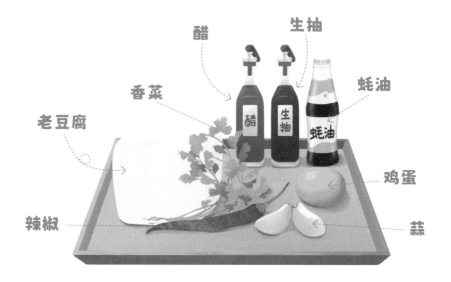

醋　生抽　香菜　蚝油　老豆腐　鸡蛋　辣椒　蒜

热量计算

老豆腐：385g，333kcal

鸡蛋：60g，73kcal

蚝油：5g，6kcal

香菜、蒜、辣椒、蚝油、生抽和醋：适量，热量忽略不计

长相思·烟雨

睡惺忪，梦惺忪。风声雨声唤梦醒，何时再相逢。
烟蒙蒙，雨蒙蒙。大厦凭栏放眼眸。思想烟雨中。

步骤

1. 豆腐切块，煮几分钟去除豆腥味。

2. 煮豆腐的过程中，把鸡蛋打入碗中，蛋黄戳破，放入
   微波炉中加热2分钟。香菜、辣椒、蒜切碎。

3. 调料汁。放一勺醋，一勺生抽，半勺蚝油，拌入香
   菜、蒜和辣椒。

4. 将煮好的豆腐碾碎。

5. 将料汁拌入碎豆腐，也可撒上海苔芝麻碎。

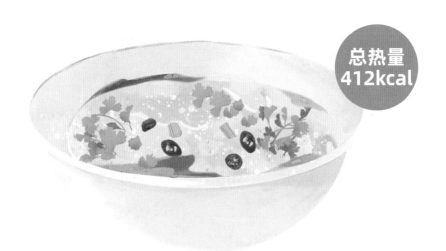

总热量
412kcal

凉拌脆藕

制作人：霍勇然

用料

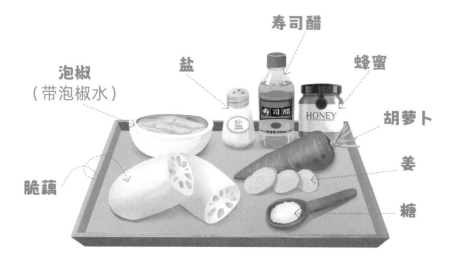

泡椒（带泡椒水）　盐　寿司醋　蜂蜜　胡萝卜　姜　糖　脆藕

热量计算

脆藕：300g，141kcal

胡萝卜：50g，16kcal

泡椒（带泡椒水）：30ml，30kcal

寿司醋：30g，50kcal

糖：10g，40kcal

蜂蜜：10g，32kcal

姜：1小块，热量忽略不计

盐：2g，热量忽略不计

临江仙·感赋

绿树光影倒水中，镜平不见波澜。飞花袅袅落清湾。倏然动念间，已激滟千圈。
青春年华追遂愿，人生岂常鲜妍。树摇风起总牵连。有花在心里，芳香自流连。

（水上摘莲青，泥中采藕白。夏天是吃藕的好季节，清热生津，健脾养胃。）

步骤

1. 将藕、胡萝卜、一小块姜洗净，去外皮。

2. 将藕切成3mm左右的薄片，过凉水洗净多余的淀粉。

3. 烧水，放少许盐，水开后放入藕片、胡萝卜丝，断生后捞出放入冷水中。

4. 准备调料汁。放盐1g，泡椒切段，将泡椒水、姜末、寿司醋、糖、蜂蜜放入盆中搅拌均匀。

5. 将藕片放入调料汁中搅拌均匀，腌浸5分钟，放入胡萝卜丝，装盘。

　　藕片，喜欢吃脆一点儿的，煮5～6分钟；喜欢吃软一点儿的，煮7～8分钟。

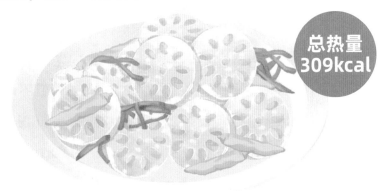

总热量
309kcal

酸辣白菜

制作人：霍勇然

用料

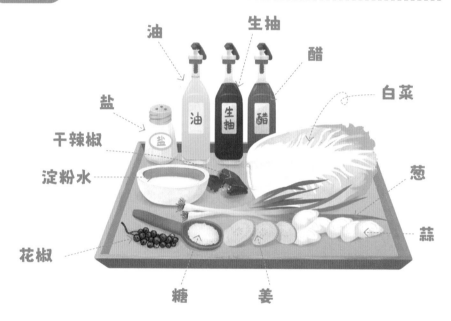

盐

干辣椒

淀粉水

花椒

油

生抽

醋

白菜

葱

蒜

糖

姜

热量计算

白菜：250g，40kcal

油：10ml，90kcal

葱：少许，热量忽略不计

姜：5片，热量忽略不计

蒜：3瓣，热量忽略不计

花椒：十余粒，热量忽略不计

干辣椒：5个，热量忽略不计

淀粉水：少量，热量忽略不计

盐：5g，热量不计

糖：约10g，40kcal

生抽：约10g，热量忽略不计

醋：约10g，热量忽略不计

摸鱼儿·人生几多路

长堤路，花开花谢，聚散最怕陌路。日升月落曾经过，漫步倾诉心路。抬望眼，有鸥鹭，千里迢迢云水路。挚朋同路。纵过尽千帆，烟波浩渺，愿也无迷路。

石湖路，又见江南春色，姹紫嫣红伴路。岸柳堆青裹嫩黄，绿草芳茵花路。人世间，缘来见，冬去春来无憾路。重山远路。望碧水长天，春风十里，笑看人生路。

步骤

1. 白菜洗净，用斜刀切块备用。

2. 起锅烧油，放入葱、姜、蒜爆香，再放入花椒、干辣椒炒香。

3. 放入白菜，大火翻炒，白菜变软时依次加入一勺盐、两勺白糖、少许酱油，翻炒均匀，再倒入少许醋，最后加入少量淀粉水勾芡。

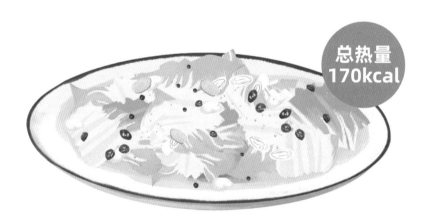

总热量
170kcal

大拌菜

制作人：霍勇然

用料

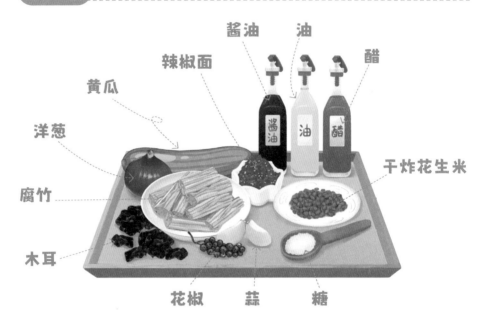

黄瓜 　洋葱 　腐竹 　木耳 　辣椒面 　酱油 　油 　醋 　干炸花生米 　花椒 　蒜 　糖

热量计算

黄瓜：1根，10kcal

木耳：8朵，热量忽略不计

腐竹：10~15块，40kcal

洋葱：1/4个，20kcal

干炸花生米：20粒，120kcal

花椒：十余粒，热量忽略不计

油：5ml，45kcal

蒜：2瓣，热量忽略不计

辣椒面：少许，热量忽略不计

酱油：10g，热量忽略不计

醋：5g，热量忽略不计

糖：5g，20kcal

摸鱼儿·长堤行

水蓝蓝、碧波微漾，花团锦簇两岸。兰舟桂棹港湾荡，春冈十里欢绽。风软软。最喜是、清波潋滟光深浅。渔舟唱晚。草绿水波柔，花红添色，芳香环身漫。

堤岸上，从容游人步散。飞翔白鸥频见。翩翩展翅飞何处，云影烟波相伴。抬望眼。水面飘、寻鱼觅食飞姿婉。风吹影乱。击浪千帆过，高展遐眺，翱翔逍遥瞰。

步骤

1. 黄瓜拍碎切块，洋葱切丝，木耳、腐竹泡发后焯水断生。

2. 将以上食材放在大容器内，放入蒜末和辣椒面。热油5ml用花椒炝锅，分3次倒在蒜末和辣椒面上。

3. 调汁（醋和酱油的比例是1∶2，加少许糖），倒入容器内。

4. 将所有食材搅拌均匀，装盘享用。

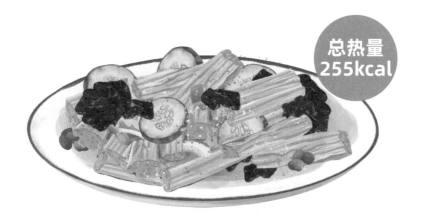

总热量
255kcal

凉拌鸡丝

制作人：霍勇然

用料

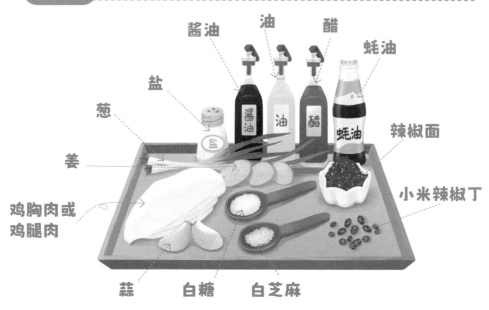

盐 酱油 油 醋 蚝油

葱

姜

鸡胸肉或
鸡腿肉

辣椒面

小米辣椒丁

蒜 白糖 白芝麻

热量计算

鸡胸肉或鸡腿肉：200g，
260kcal

油：10ml，90kcal

葱：少许，热量忽略不计

姜：少许，热量忽略不计

蒜：4瓣，热量忽略不计

小米辣丁：20g，热量忽略不计

白芝麻：10g，50kcal

辣椒面：少许，热量忽略不计

酱油：10g，热量忽略不计

醋：20g，热量忽略不计

白糖：10g，40kcal

蚝油：10g，热量忽略不计

盐：少许，热量忽略不计

鹧鸪天·忆同里古镇游

依山傍水古道边，云淡风轻荡柳纤。青砖碧瓦石板路，高墙窄巷画桥连。

农家院，乐悠闲，浓荫花芳香满天。陶然生活轻松过，夕阳西下醉入眠。

步骤

1. 将鸡胸肉或鸡腿肉冷水下锅煮熟，放葱、姜去腥。

2. 鸡胸肉或鸡腿肉放凉后，撕成细丝，放入盘中备用。

3. 调汁。碗中放入葱末、蒜末、小米辣椒丁、白芝麻、辣椒面，热油分次浇在上面，再放入一勺酱油、两勺醋、一勺白糖、一勺蚝油、少许盐。

4. 将青椒切成丝放入鸡丝中。

5. 将调好的料汁倒入鸡丝中，抓拌均匀，装盘享用。

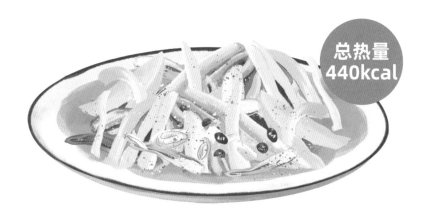

总热量
440kcal

致谢

特别感谢以下基金组织对本书的支持。

国家自然科学基金（No.81970708，No.81970698，No.81903711，No.81900805，No.82170814，No.82000759）

北京市自然科学基金（No.7202216，No.7232183）

北京市科技计划项目（Z201100005520012，Z2011000055220013）

北京市卫生与健康科技成果和适宜技术推广项目（TG-2017-72）

西藏自治区自然科学基金组团式援藏医学项目（XZ2017ZR-ZYZ15）

中华国际医学交流基金会

北京大学人民医院学术新星项目（RS2022-03）

北京大学人民医院研究与发展基金（RDY2019-22，RDJP2022-40）

北京大学医学部青年科技创新"扬帆计划"项目（No.2127000307）

三诺糖尿病公益基金会